JN095014

共生の法則

大切なことはすべて
腸内細菌が教えてくれた

光岡知足
東京大学名誉教授
理化学研究所名誉研究員

HANDKERCHIEF BOOKS

はじめに

この本は、生涯の多くの時間を腸内細菌に関する研究に費やしてきた私の考え方、そして生き方が詰まった一冊です。

研究者としての第一線は退きましたが、かれこれ60年あまりにわたって、未知の生き物と言っていい腸内細菌に関わってきました。

私たちは、母親の胎内にいる間はまったくの無菌状態で、ヘソの緒から栄養だけを受け取り成長していきます。

菌たちとの接触が始まるのは、この世に生を受け、外気に触れて以降のことです。

そこから先は、老いて死ぬまで、すべて菌との関わりのなかで営まれ、決して無縁ではいられません。ヒトが生きるということは菌とともにあるということであり、その日の体調も、将来の病気も、場合によっては性格までも、すべて菌たちの影響を受けているのです。

ヒトの体のなかで、こうした菌が最も多く棲んでいる場所が腸になります。

たとえば、この世に生を受けた赤ちゃんを見えないところで支えてくれるのが、私が「善玉菌」と名づけたビフィズス菌です。

不思議なことに、赤ちゃんの授乳中、腸内ではビフィズス菌が増えていき、その分、腐敗を起こす「悪玉菌」は寄りつかなくなります。菌の助けによって体が守られ、その人の健康の土台がつくられるのです。

こうしたヒトとビフィズス菌の関わりを挙げるまでもなく、百兆にも及ぶという腸内細菌の働きからは、私たちがより良く生きていくための様々なメッセージを汲みとることができます。

私たちが生きているということ、それはいったいどういう現象なのでしょうか？　そこにどんな意味が見出せるのでしょう？　腸内細菌と出会い、その生態を研究していくなかで、私がたえず問いかけてきたのはその点です。

何を食べれば健康になれるのか？　長寿が得られるのか？　そうした探究も

もちろん大事ですが、この本ではさらに踏み込み、ヒトという生き物がこの世界で存在するためにどんな考えを持ち、どう生きていくことが望ましいか？私なりの視点で解き明かしたいと思っています。

表題にあるように、大事なことはすべて腸内細菌が教えてくれました。目に見えない世界で繰り広げられる菌たちのドラマは、私の人生経験と重なり合い、一つの発酵作用を起こすことで、すべてに通底する生き方・考え方のメッセージに変わっていったように思います。

あなた自身の人生を発酵させ、秘めたる創造性を引き出すためのヒントとして、お役立ていただけることを願っています。

光岡知足

「第2部」

インタビュー①
全体の「2割」が変われば調和が訪れます

インタビュー②
ヨーグルトって本当に体にいいんでしょうか？

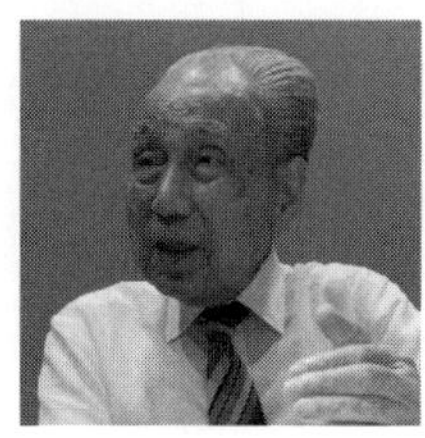

光岡知足（みつおか・ともたり）

1930年、千葉県市川市生まれ。東京大学農学部獣医学科卒業。同大学院博士課程修了。農学博士。1958年、理化学研究所に入所。ビフィズス菌をはじめとする腸内細菌研究の世界的な権威として同分野の樹立に尽力。腸内フローラと宿主との関わりを考察、腸内環境のバランスがヒトの健康・病態を左右すると指摘した。「善玉菌」「悪玉菌」の名づけ親としても知られている。ベルリン自由大学客員研究員、理化学研究所主任研究員、東京大学農学部教授、日本獣医畜産大学教授、日本ビフィズス菌センター理事長などを歴任。東京大学名誉教授、理化学研究所名誉研究員、日本獣医生命科学大学名誉博士。日本農学賞、科学技術長官賞、日本学士院賞、メチニコフ賞などを受賞。趣味はクラシック音楽鑑賞とバイオリン演奏。大学在学中からバイオリン奏者として市川交響楽団にも在籍した。著書は『腸内細菌の話』『健康長寿のための食生活』（以上、岩波書店）、『腸内菌の世界』（叢文社）、『人の健康は腸内細菌で決まる！』（技術評論社）、『腸を鍛える―腸内細菌と腸内フローラ』（祥伝社）など多数。2020年12月、逝去。

第1章　腸内細菌が教えてくれること

腸内フローラという「小宇宙」

腸内細菌を培養していくと、同じ種類どうしが集まって一つのコロニー(集落)を形成していることがわかります。

腸内には、そうした様々なコロニーが密集しており、全体で一つの生態系、いわば小宇宙のような様相を呈しています。

最近では「腸内フローラ」という言葉がよく知られるようになりましたが、フローラがお花畑(flora)を意味するように、それは腸内における菌たちの生態系、腸内環境そのものを表します。

腸内にびっしり広がる菌たちのお花畑をイメージしてみてください。

私たちのお腹のなかでは、目に見えない小さな生き物たちが増減を繰り返しながらそれぞれ住処(すみか)をつくり、こうしているいまも生き続けています。私たちの食べているものは体内に吸収され、エネルギーになるだけでなく、その一部は菌たちのエサになり、彼らの生命も支えているのです。

つまり、どんな菌がどれだけ繁殖するか、それは私たちが何を食べるかによって決まるということです。

とりわけビフィズス菌は、腸内フローラを調和させ、宿主であるヒトの健康を支えるキャスティングボードを握っている存在です。発酵とは、そうした調和を表す状態ととらえてもいいでしょう。

腸の内部を一つの生態系、すなわち小宇宙に見立てた場合、宇宙の意思に見合った生き方ができているかどうかが問われてくるということです。

それは、単純明快、お腹の声を聴けばわかります。もっとわかりやすく言えば、その答えは、つねに便になって現れます。

いみじくも便を「便り」と書くように、それは体の発するメッセージそのものと言えます。日々の便りを見れば、自分がいまどんな生き方をしているか、心地良く、楽しく生きているのか、何かが滞り、不快さを感じてしまっているのか、たちどころにわかるものなのです。

腸内細菌の研究はこうして始まった

こうした腸内細菌と食事の関係については、これまでもずいぶんお話してきました。いや、振り返ってみると、その種の話がほとんどだったようにも思いますが、大事なのは生き方です。

食べ方の背後には、一人一人の生き方が広がっています。生き方の背後には、それを支える考え方、意識のあり方が控えているでしょう。

私は腸内細菌の研究をすることで、腸という小さな宇宙と現実社会という大きな宇宙のつながりを感じるようになりました。

顕微鏡のなかの生態系は、人間社会の営みとも重なり合います。すべてはつながり、決して無縁ではないのです。

人はどう生きればいいのか？　何を求め、何のために生きるべきか？　――それは私が学者になるずっと以前、少年の頃からつねに胸に抱き、問いかけてきたことです。学者になって以降も、最も大事にしてきたのは、こうしたより良く生きるための考え方、哲学だったように思うのです。

私が腸内細菌の研究に取り組むようになるのは、１９５３年、大学院に入って以降のことですが、この分野に初めから関心があったわけではありません。私は十代の頃に何人かの優れた恩師と出会い、将来を決定づけるような薫陶を受ける幸運に恵まれました。

研究者になるきっかけとなったのは、そのうちの一人、植物学者であった前川文夫先生（注１）の授業を受けたことが大きかったと思います。高等科に進学した15～16歳の頃のことです。

前川先生は、当時、東京大学理学部植物学科の助教授になられたばかりで、私がいた成蹊学園には非常勤講師として赴任されていました。そのため授業には大学で研究されていた植物学の新しい知見が盛り込まれ、その話の一つ一つがとても刺激的でした。

「いまの植物学ではこのような分類が定説ですが、新しい系統発生の考え方からすれば、私はこう分類するのが妥当だと思います。でも、これは大学の入試

注１…1908～1984年。植物学者。植物の系統発生に基づいた独自の分類学を提唱。著書に『植物の進化を探る』（岩波新書）など。

の答案には書かないでくださいよ」

それまでの植物学は、未知の植物をひたすら収集し、記録していく博物学に近い内容のものでしたが、前川先生は生物の系統発生をふまえた、新しい植物分類学の先駆者のような方でした。

私はそのスケールの大きな発想に魅了され、研究することの面白さに目覚めたのかもしれません。

後年、それが腸内細菌の分類に活かされるようになるのですが、父が早くに亡くなっていたこともあり、大学で専攻したのは将来的につぶしの利く獣医学でした。獣医学では家畜に棲みついている菌が研究の対象になるため、興味の対象が植物から菌へと自然に移っていったのです。

私は植物そのもの、菌そのものより、そうした生き物を観察し、分類していくことが好きだったのだと思います。

混沌としたこの世界の森羅万象を、その形状や性質をふまえ一つの体系にまとめあげるところに、分類学の面白さがあります。

森羅万象を体系づけることなどもともと無謀なことですが、そうすることで初めて学問が学問として成り立ちます。世界中の人と一つの知識を共有し、深めていく土台が生まれるのです。

無数の腸内細菌をどう見分けるか？

こうして始まった腸内細菌の研究ですが、当時はほとんど手つかずの領域で、学問的な土台などなきに等しい状況した。

ヒトや動物の腸内にどんな菌が棲んでいて、どんな影響を与えているのか？確たることは何もわかっていなかったからです。

菌は、その形状によって球菌、桿菌（かんきん）、それらが連なった連鎖球菌、連鎖桿菌、ブドウ球菌をはじめ、Y字、V字、T字などの形をしたコネリ型菌、螺旋状のラセン菌などに分けられます。

私は腸内細菌の分類にあたって、こうした形状のほかに、発育温度、分解す

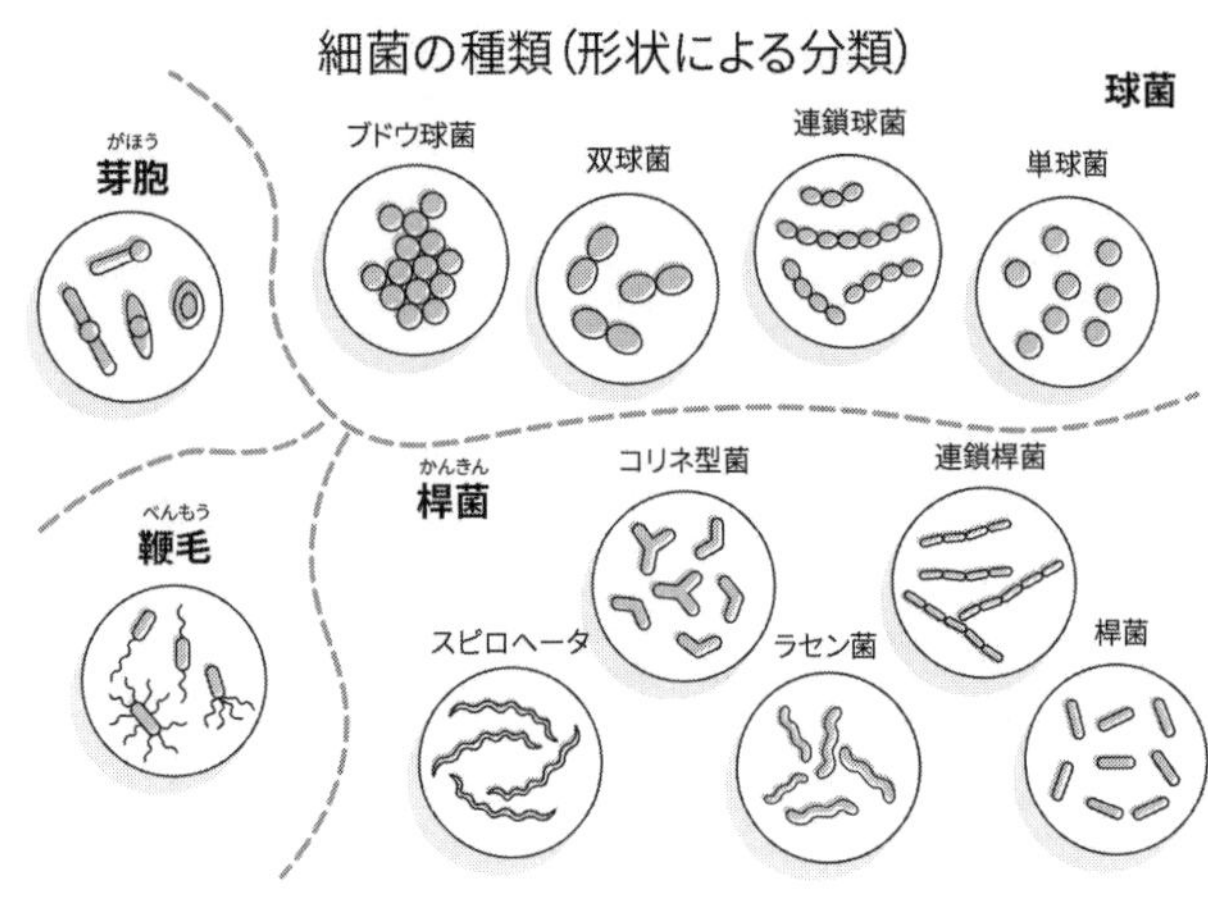

る糖の種類、ガス産生の有無、グラム染色（注2）の結果（陽性か陰性か）、好気性か嫌気性かなどを検査項目にあげました。

たとえば、培養した菌が嫌気性で、形状としてはコネリ状菌、グラム染色が陽性であればビフィズス菌であると同定できます。

こうした性質をもとに、進化の系統樹のなかに当てはめていくと、「放射菌門 放射菌綱 ビフィドバクテリウム目ビフィドバクテリウム属」……なにやらずいぶんと長いですが、こうした学名が得られます。ビフィズス菌が属する分類学上の「戸

注2…グラム染色液によって濃い紫色に染まるのがグラム陽性菌（ブドウ球菌、ボツリヌス菌、乳酸菌、ウェルシュ菌など）、赤色やピンク色に染まるのがグラム陰性菌（大腸菌、サルモネラ、赤痢菌、ペスト菌など）に分類される。

籍」と考えればいいでしょう。

もちろん、ビフィズス菌は1種類ではありませんから、このビフィドバクテリウム属のなかに、さらに様々なビフィズス菌が所属しています。

培養技術が確立されることで、そうした菌が一つ一つ発見されていき、現在ではビフィズス菌だけで30種類以上、このうち10種類がヒトの腸内に常在していることが明らかになりました。

ヒトの腸内細菌の種類や特徴は？

腸内細菌に関しては、こうした同定・分類をする以前に、そもそも肝心の培養法が確立されていませんでした。

腸内細菌を便から取り出すのはいいのですが、その多くは空気を嫌う菌（嫌気性菌）です。こうした菌を培養していくには、試験管のなかに嫌気性の環境を作らなければなりませんが、これが難しいのです。

私はまず、様々な栄養成分を混合させた独自の寒天培地（ＢＬ寒天）を作り、試しに自分の便を培養してみました。すると、赤ちゃんの腸内にしかいないとされていたビフィズス菌がたくさん観察できたのです。

ビフィズス菌も空気を嫌う嫌気性細菌の仲間です。そのため、なかなか培養できなかったわけですが、培地を工夫することで、大人の腸内にもかなりの数が生息していることがわかりました。

培養法に関してはその後も様々な工夫を重ねていくことになるのですが、駆け出しの研究者だった段階で、図らずもそれまでの常識を大きく覆すような発見に出くわしたのです。最初は誰にも信じてもらえず、「光岡は別の菌を見間違ったのだろう」とずいぶん言われたものですが……。

そもそも、大学院に入った私が取り組んでいたのは、ヒトではなく、ニワトリの腸内細菌に関する研究でした。

「ちょっと難しいテーマかもしれないが……」

研究を始めるにあたって、恩師であった越智勇一先生（注３）が図らずもそう語っ

注３…1902～1992年。獣医学者。家畜微生物学の第一人者として、感染症の自然発生説（日和見感染）などを唱える。

たように、こちらもほとんど手つかずの領域でしたが、自らが開発した培養法を用いて調べていくと、意外な発見がありました。

ニワトリの腸内では、また別の種類の菌が優勢だったのです。

私はそれを乳酸桿菌の一種であるアシドフィルス菌だと見当をつけていたのですが、公的な機関（菌株保存センター）に保存されている標準株を確認すると、性状がまったく異なっています。

理由がわからず、非常に困惑しましたが、後年、じつは標準株のほうが間違っていたことが判明します。当時、腸内細菌の分類はそれくらい混沌としていて、まるで無人の荒野を行くような心細さがあったのです。

ゼロからスタートした腸内細菌研究

定説に絶対的な根拠がなく、培養法を含め、わからないことばかり。パイオニアゆえ相談できる相手もほとんどおらず、すべて自分で仮説を立てて検証し、答えを出していかなくてはなりません。

それはまさに、ゼロからの創造と言ってもいいものでした。前述の越智先生にも「パイオニアは孤独なものじゃよ」と言われたものですが、それは研究者冥利につきる、とても幸運なことだった思います。

人は自ら創造できる自由が与えられた時、その責任の大きさに戸惑うものですが、私はそれをつらいと感じたことがありません。様々な困難はありましたが、心はつねにワクワクしていました。

大学院卒業後も、越智先生の導きで理化学研究所に入り、先生が主任を務めておられた生物学研究室に入所することで、好きな研究を継続することができました。

そうした研究のなかでとりわけ課題となったのが、菌の培養です。

前述したように、嫌気性菌の培養はかなり難易度の高いテーマでしたが、何度も工夫を重ねることで、最終的に独自の「プレート・イン・ボトル法」を考案、培養がとても容易になりました（注4）。

注4…ボトル内に炭酸ガスを吹き込むなどして酸素を取り除き、嫌気性の環境を作ることで、培養できる菌数が飛躍的に増加した。

多菌株接種同定装置
（270菌株タイプ）

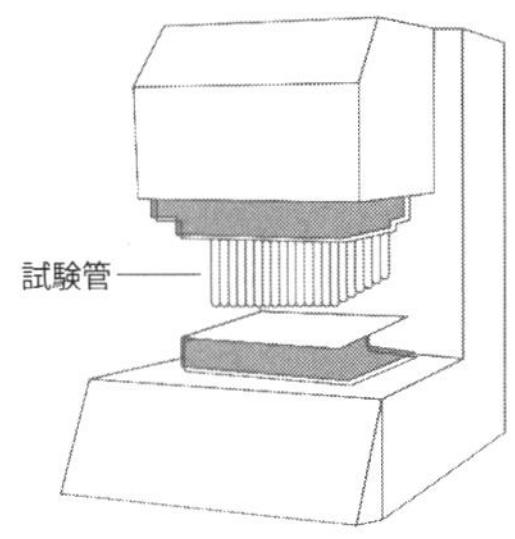

プレート・イン・ボトル法

ティッシュペーパー
（吸湿用）
還元銅のスチールウール
（微量の酸素を取り除く）
ステンレス皿
（ここに培地をつくる）

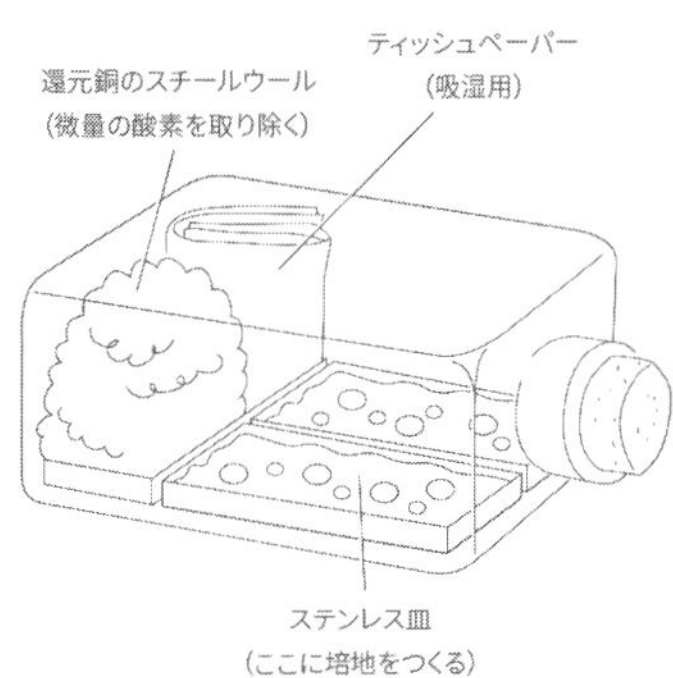

またこれと並行して、一つ一つの試験管で行っていた菌の同定が一度に効率よく行えるよう、独自の「多菌株接種同定装置」の開発も手がけました（注５）。こちらも改良を重ねることで、最終的には手作業で行っていた時の２７０倍もの効率で菌が同定できるまでになりました。

私は細菌学者でしたが、もともと戦闘機の設計に携わりたいという夢を持っていたこともあり、こうした機器の開発にも関心がありました。子供の頃の夢が、違う形で実現したと言えるかもしれません。

培養法を確立し、腸内細菌のおお

注５…12の菌株が同時に接種できる機器を開発したのを手はじめに、最終的には15菌株×18列（計270菌株）の菌株の同時接種が可能になった。

よその生態が見えてくるまでに20年近くの歳月がかかりましたが、この段階に至り、私は自らが携わってきた研究分野が一つの新しい学問として体系づけられたことを感じました。腸内細菌学が樹立されたのは、事実上、この時期だったでしょう（注6）。

腸内細菌と食事の関わりについて、いわゆる善玉菌と悪玉菌の関係について、一般の人にわかりやすく伝えるようになったのも、学問としての土台が完成したという実感があったからだと思います。

研究の集大成となる『腸内細菌の話』という本を出し、予想外の反響が得られたのも、いまとなっては楽しい思い出です。

腸内フローラはヒトの社会の縮図

こうして振り返ってみると、研究者としての私の半生は幸運であっただけでなく、とても幸福であったと改めて感じます。

注6…1969年に「腸内細菌と宿主の関わり合い」仮説を発表。腸内細菌と健康の関係を世界でいち早く体系化づけた。

菌を培養して分類することも、培養法や機器を考案して試すことも、私にとってはは大きなやりがいであり、試行錯誤しながらそのプロセスをあれこれとイメージすることには心躍る楽しさがありました。

自宅のある千葉県の市川市から理化学研究所のある埼玉県和光市まで電車を乗り継ぐ間、その日一日の研究に思いを馳せ、イメージを膨らませることは至福のひと時だったように思います。

こうした研究生活を通じて見えてきたのは、広く言うならば、ヒトの社会とも重なり合う腸内細菌の生態でした。

菌たちの生態系である腸内フローラのありようは、一個の小宇宙であると同時に、人間社会の縮図のようにも映ります。

そこでカギとなるのは、「善玉菌」「悪玉菌」「日和見菌」の割合です。

後述するように、私は一つの目安として、これらの菌が「2対1対7」の割合で共生している時、宿主であるヒトの腸は健康を保つことができると考えています。言い換えるならば、「全体の2割が善玉菌に変わるだけで腸という小宇

腸は社会の縮図

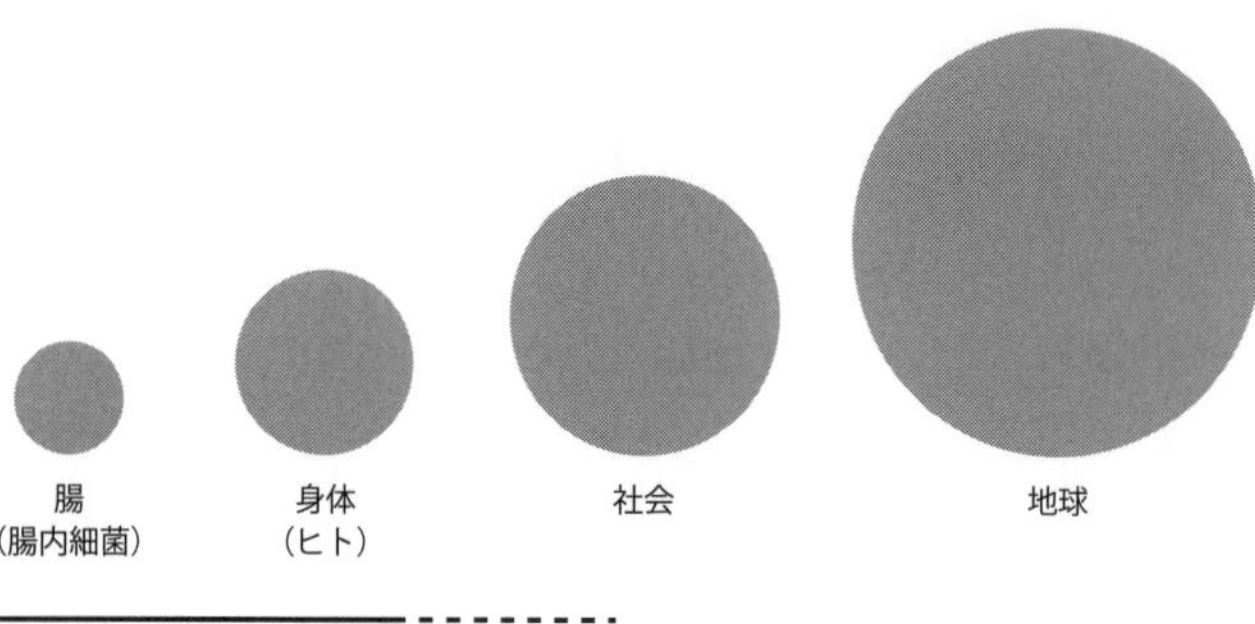

宙の調和は保つことができる」ということです。

いくら善いものであっても、すべてをその善いものに変えてしまう必要はありません。構成する大部分が善とも悪ともつかない、どっちつかずの菌であったとしても、それが良い働きを邪魔するわけでもありません。悪いものが存在していたとしても、必ず悪影響を及ぼすとも限りません。

大事なのは、あくまでも全体のバランスです。

善玉菌であるビフィズス菌が一定の割合を保ってさえいれば、大多数の日和見菌も増殖でき、悪玉菌も悪さをすることはありません。腸内フローラのバランスは保たれ、宿主の健康も確保されます。

善いものの存在がわずかであっても、それがある段階を超えた時、その影響は全体に及んでいくのです。

すべての人が頑張る必要はない

こうした腸内細菌どうしの絶妙なバランスは、私たちの生き方にも様々な示唆を与えてくれます。

ちょっと考えてみてください。すべてが善い存在である必要はない。——そう思うことで肩の力が抜けてこないでしょうか？

ハチやアリなどにしても、実際に働いているのは全体の2～3割だと言われています。その大部分は、働いているのか働いていないのかもわからない日和見菌のような存在なのです。

もしかしたら、そうした日和見のハチやアリも何か見えない貢献をしているのかもしれませんが、私たちには感じとれません。でも、それで彼らの社会は十分に成り立っているのです。

同様に、人間社会にも優秀な人がいれば、そうでない人もいます。真面目に働いているもいれば、やる気のない人、怠けてばかりの人もいる。見かけだけで決めつけることはできませんが、すべての人が頑張って働いていなくても、それで社会は十分に成り立っているはずです。

そもそも、すべての人が頑張らなければならないというのでは、少々窮屈です。そんな社会はきっと風通しが悪く、かつて戦時中の日本がそうであったように、とてもギスギスしてしまうでしょう。

それでは、頑張っている人も楽しくはありません。

ただ自分が楽しいから頑張る、時間を忘れて一つのことに打ち込む。その結果、まわりにもいい影響を与える。そうした関係が生まれていくことのほうが、よほど重要でしょう。

人は導かれるようにして変わっていく

私自身、十代の頃を振り返っても、決して優秀だったわけではありません。内向的な性格で、友達と一緒に遊ぶことより、一人で物作りをすることのほうが好きなところがありました。

社会と交わるという点では、それは決してほめられたものではありませんが、そうした時間を過ごしていくなかで、自分らしく生きていく道を見つけることができました。

できない自分を責め、苦しい思いをすることもありましたが、それを無理に克服しようとして変われたわけではありません。

変わろう変わろうと思って変われたわけではなく、何かに導かれるようにして、変わるべくして変わっていったのです。

物事がうまくいかなくなった時、私たちは真面目に働いていない人、頑張っていない人に、もっとやる気を出せとうながします。でも、そんな無理強いをしても、人は変われるわけではありません。

社会は善玉菌ばかりで成り立っているわけではないのです。落ちこぼれていてもいいではないですか。少しくらいはみ出しものがいても、それを許容する温かさが必要でしょう。

全体の2割で調和が保たれるのだとしたら、すべての人が無理をして善玉菌のように振る舞うことはありません。

ある局面では、あなたも日和見菌のように振舞っているかもしれません。いや、悪玉菌のようになることもあるでしょう。

不完全であっても存在することが許され、善いところと悪いところ、それらの総和で私たちは成り立っています。生き物は、そうしたすべてを包み込んだ懐の広い世界に棲んでいると思うのです。

善いものがほんの少し増えるだけでいい

「腸内フローラは社会の縮図である」と言いましたが、私という個人のなかにも善の要素があれば、悪の要素もあります。日和見な要素もあり、そのバランスのなかで生きています。

悪玉菌が増殖すると腸内フローラが腐敗していくように、自分の心のなかに悪が増殖していけば、心は腐敗するでしょう。そして、心の腐敗した人が増えれば、社会も腐敗していきます。

悪がはびこれば社会は腐敗していく。それは確かに間違いではありませんが、かといって、そうした悪をすべて排除し、良いものだけを残そうとしても全体が調和するわけではありません。かえっていびつな状態になるはずです。

腸内細菌の生態を見てもわかるように、悪いものをすべて排除すれば調和が保たれるというわけではありません。それが真実だというのであれば、ずいぶん危険な考え方ではないでしょうか？

それよりも、その環境を良い方向に変えていくことを考えてください。善玉菌を増やすことがカギになってくるのは、そうした菌に環境をプラスに変える力がひそんでいるからです。

善玉菌が増えれば、日和見だった菌のなかにも変化が現れるかもしれません。いや、多くの日和見菌は日和見のままかもしれませんが、生存環境は改善され、腐敗は発酵に切り替わります。

学校の話にたとえるならば、いくら教師が頑張っても、落ちこぼれが完全にいなくなるということはないでしょう。

でも、ほんの少しでもいい生徒が増えていくと、そのクラス全体の環境は変わり、居心地のいいものになっていきます。

目指すとするなら、そうした環境づくりこそ大事なはずです。

コツコツ続けることで光は見えてくる

私は理化学研究所に入所して12年目、40歳を迎えた時に所属していた生物学研究室の主任に就任しました。

折しもずっと携わってきた腸内フローラ研究の基礎ができあがり、腸内細菌学が樹立された頃だったこともあり、研究室には大学や民間企業から様々な研究生が集まってくるようになりました。

音楽の演奏に例えるならば、それまでの研究が私個人の独奏、あるいは数人の室内楽の規模であったものが、その頃から徐々に室内合奏団、オーケストラのような規模に変わっていきました。

私がその合奏団の指揮者でありつつ、時にはソロで演奏することもあり、そうやって奏でられた産官学（注7）のコラボレーションにはこれまでと違った楽しさ、明るい活力のようなものがありました。

コツコツと続けてきた腸内細菌研究が、この頃になり、ようやく日の目を浴

注7…民間企業（産）、国や地方自治体（官）、大学などの研究機関（学）の総称。

びるようになったと言ってもいいかもしれません。

なにしろ、腸内細菌の研究を進めていくには便を扱わなくてはなりませんから、決して華やかな現場ではありません。私はあまり気になりませんでしたが、いまでいう３Ｋ（汚い、臭い、きつい）の代表のような仕事を嫌がり、違う分野を目指す研究者もいたかもしれません。

逆に言えば、私の研究室に集まってくる人たちは、そんなことなど気にかけないユニークな面々が多かったように思います。

外部の研究生と接するにあたって、私は研究室の所員と差別せず、平等に処遇することを方針にしました。最低限のルールとして、「不正な行為」「狡猾な行動」「強圧的な態度」は禁止しましたが、あとは内外の分け隔てなく、互いに励ましあいながら、気兼ねせず自由に振る舞うことを許したため、手前味噌ながら、研究室の風通しはかなり良かったと思います。

自分が身につけてきた研究のノウハウを彼らに惜しみなく伝え、様々な共同研究が生まれ、成果が出てくることで、いつしか私の研究室は「光岡学校」と呼ばれるようになりました。

ありがたいことに、私が蒔いた種は若い世代の人たちに受け継がれ、次の研究へつながっていったのです。

感情が暴走することで争いが生まれる

私は研究者として一つの分野を切り開く仕事に携わる一方で、こうした教育につながる分野にもとても興味を持ってきました。

それは、私自身が優れた教師とめぐりあい、その影響を受けることで道が開かれてきたことが関係しているでしょう。

ここまでの話をふまえるならば、それは腸内フローラを改善する善玉菌の働きと重なり合ってくるかもしれません。

ただ、誤解をしないでほしいのは、善玉菌を「良い行いをする人」と重ね合わせ、皆さんに勧めているわけではないということです。

良い行いというのは、決して堅苦しい教条的なものではなく、自分らしく、楽しく振舞えている状態と言っていいものです。

自分自身がそうであれば、まわりにそうなりたいと思う人が増え、その数が一定の割合になれば、組織全体も変わると思いますが、それは押し付けによって生まれるわけではありません。

とりわけヒトの場合、他の生物よりも脳がはるかに発達しています。

それは一見するといいことのように思えますが、感情が複雑になる分、そこには様々な軋轢も生じます。

菌はただあるがままに存在し、それが結果として、宿主であるヒトに良い影響や悪い影響をもたらすわけですが、ヒトは感情を増幅させることで無用な争いが生じることもしばしばです。

「不正な行為」「狡猾な行動」「強圧的な態度」——先ほど挙げた禁止事項も、ヒトがヒトであるがゆえに生じるものであり、放置しておけば腐敗がどんどんと進んでしまいます。他の動物は本能で歯止めがかかりますが、ヒトはしばしば暴走し、調和は取り戻せないほどに乱れていきます。

こうした人間社会のありようを見て、悲観的になる人もいるかもしれませんが、私が感じるのは「たとえそうであっても、すべての人が悪に染まってしまうわけではない」という点です。

誰もが自分を変える力を持っている

私たちには、他の動物にはない意思というものが与えられています。

それは決して強固なものではなく、外界の影響を受けることで揺らいでしまう弱さもありますが、なかには劣悪な環境に置かれても希望を持ち、時にその環境すら変えてしまう人もいるでしょう。

悪い環境に置かれたから、すべてが悪い存在になるわけではない。――そう考えると、何事も自分次第、ヒトは自分の意思によって道を切り開くことのできる、稀有な生き物であることが見えてきます。

自分にそれほどの強さがなかったとしても、そうしたことができる人の振る舞いに接したらきっと感動をおぼえるでしょう。少年時代の私がそうであったように、優れた人から何らかの影響を受け、少しでもあやかりたい、近づきたいと感じることもあるはずです。

私はそこに人の善なる部分を感じ、希望をおぼえます。すぐに変われなかったとしても、変わる力は誰もが持っているのですから、希望を失わないことです。うまくいかないことを周囲の問題にせず、まずは現実を受け止めることから始めるべきでしょう。

私自身、十代の頃は日本全体が戦争へと突き進む暗い時代であり、決して毎日が楽しかったわけではありません。

内向的だった私を心配した両親が、当時としてはリベラルな環境にあった成蹊学園への入学をすすめたことで、良き教師との出会いがあり、暗闇に灯がともるように私の心は少しずつ開かれていきました。

「夕焼け小焼け」の作曲で知られ、私に音楽のすばらしさを教えてくださった草川信先生（注8）、「純粋に生きる」という言葉を残してくれた俳人の中村草田

注8…1893〜1948年。作曲家。教職のかたわら演奏家として活動。「夕焼小焼」「揺籠のうた」などの作曲で知られる。

男先生（注９）、そして植物学の前川文夫先生……。

こうした出会いが身近に得られなかったとしても、書物をひも解いていけば、自分を支えてくれる言葉に巡り会えるかもしれません。私の場合、それはヘルマン・ヘッセの『車輪の下』であり、河合栄治郎の『学生に与う』だったように思います。

自己を見つめ、内省することは、一面でつらく重苦しいものでもありますが、その人を強くし、ブレない芯を作ってくれる源になります。教育とは、そういう内省する心にこそ響くものであるべきです。

悪いものをはねのける力をつけるには

こうした環境とヒトと関わりについて、腸内細菌の話と重ね合わせながらもう少し考えてみることにしましょう。

腸内に悪玉菌が存在しているように、人間の社会にも悪い人は必ずいて、時

注９…1901〜1983年。俳人。成蹊学園で国文学を教えるかたわら、人間探求派として「ホトトギス」「萬緑」などで活動。

に暴れ出すことで様々なトラブルが生じます。

たとえば、腸との関わりで言えば、外部から侵入してくる病原菌やウイルスなどに感染して、ひどい病気になることがあります。

よく知られているところでは、O-157のような病原性大腸菌に感染すると、下痢や腹痛などの食中毒に見舞われ、最悪の場合、急性脳症によって命を落としてしまうこともあります。

こうした感染症にはなるべくかかりたくないと誰しも思うものですが、その一方で、感染してもすべての人が発症するわけではないという現実もあります。傷んだものを口にしても食中毒にならず、平気な人もいるはずですが、その違いはどこにあるのでしょうか？

体を害する菌やウイルスを排除するのは、免疫の働きによるものです。

こうした異物に感染すると抗体が作られ、次に同じものが侵入してきてもすばやく対応できるようになります。

免疫の仕組みはとても複雑ですが、わかりやすく言えば、異物と接することで抵抗力がつき、強くなる面もあるわけです。

そう考えれば、感染することが必ずしも悪いわけではなく、抵抗力が低いことに問題があるのだというとらえ方もできるでしょう。健康管理の意味ももっと明確になってくるかもしれません。

そう。より良く生きていくためには、悪いものを避けるだけでなく、はねのけられるくらいの強さも必要なのです。

体の中に自分の味方を増やしていこう

私たちの現実に照らし合わせても、つらいことを克服することを「免疫ができる」と表現することがあります。

生きていくなかで悪い環境に身を置くことがあっても、そこから逃げてばかりでは「免疫」はつきません。

どこに行っても、悪い人は必ずいます。時にそれを排除すること、遠ざけることも大事ですが、同時に抵抗力も必要です。

嫌なことを我慢するということではありません。自分自身を変えていくことでいまよりも元気になって、少々の悪いものにもへこたれない「心の余裕」を身につける必要もあるということです。

心身に余裕が出てくれれば、悪いものも平気で受け流せるようになります。というよりも、そうした存在があまり気にならず、自分の好きなこと、関心のあることに打ち込めるようになるでしょう。


嫌な人、苦手な人を毛嫌いするだけでなく、自分がまず強くなること、嫌なものを包み込んでしまうくらいの優しさを身につけること。より良く生きるには、そのほうがはるかに大事なことです。

これまで述べてきたように、腸内の善玉菌（ビフィズス菌）は、そうした生き方を助けてくれる存在です。

現実を変えるのが大変な時は、体のなかに自分の味方を増やすこと、まずそこから始めてはどうでしょうか？

まず腸内細菌に目を向ける

薬が悪いのではなく、悪玉菌や病原菌が悪いのではなく、問題はつきあい方、関わり方にあるのです。

菌とのつきあい方を見直し、腸内フローラを改善することでまずは体を元気にする。そうやって自分が変わっていくと自分を取り巻く環境も変わり、自分を活かす方向に物事は進んでいきます。

それが、調和するということの本当の意味でしょう。

私たちは自分の体の声を無視し、人間社会の価値判断だけを優先して、自然界といびつな形で関わりあってきたように思います。そして、その分、感覚も感性もずいぶんと劣化させてきました。

そうやって元気を失い、体内で働く免疫力ばかりか、この社会で生きていくうえでの免疫力も低下させてしまったように思えます。

こうした免疫力を取り戻していくには、体の声にまず耳を傾けることです。

見失われた体の声を聴く第一歩として、腸内細菌の働きに目を向けるようにしてください。ここまでお伝えしてきたヒトと菌の関わりは、そうした生き方に変わっていくなかできっと役立ってくるはずです。

第2章　創造的な人生を送るために

直観こそがクリエイティブの源泉

創造するということ、クリエイティブであること、それは研究者に限らず、生きているなかでつねに求められるべきものです。

「誰もが身につけられるものではない」と思っている人も多いかもしれませんが、果たしてそうでしょうか?

もちろん、何かを表現するためには能力が求められますし、特定の技術も必要になります。通常、学校で教わるのはそうしたテクニカルなものですが、感覚や感性までが身につくかはわかりません。

感覚や感性のない仕事は、過去の模倣であって創造とは呼べないでしょう。

戦後の日本の教育は、残念ながら、模倣のほうに重きが置かれ、創造性を育てる場にはなかなかなり得なかったと思います。

その状態から抜け出すためには、それまで受けてきた教育とはまた違った発想が求められてきます。

わかりやすく言えば、それは直観を磨くことから始まります。

これまで論理的思考ばかりしてきた人にとっては、おそらく最も苦手に感じるところでしょう。論理的思考も確かに必要なものですが、研究の核にあるのはそうした非論理的なものにほかなりません。論理を超えた直観なくして、質の高い研究は成り立つものではないのです。

では、直観はどのように得られるものなのでしょうか？

次ページの概念図をご覧になってください。私はこうした図を作ることが好きで、腸内細菌の研究にもずいぶん役立ててきましたが、これは研究の大元にある「創造のプロセス」に関するものです。

直観を得るためには、何よりもまず無心にならなければなりません。

無心といっても、ここでは無念無想の境地のような高尚なものをイメージしているわけではありません。

無心になるために大事なのは、集中と弛緩です。緊張とリラックスと言い換えてもいいかもしれませんが、この絶えざる繰り返しのなかで、まるでエアポ

創造のプロセス

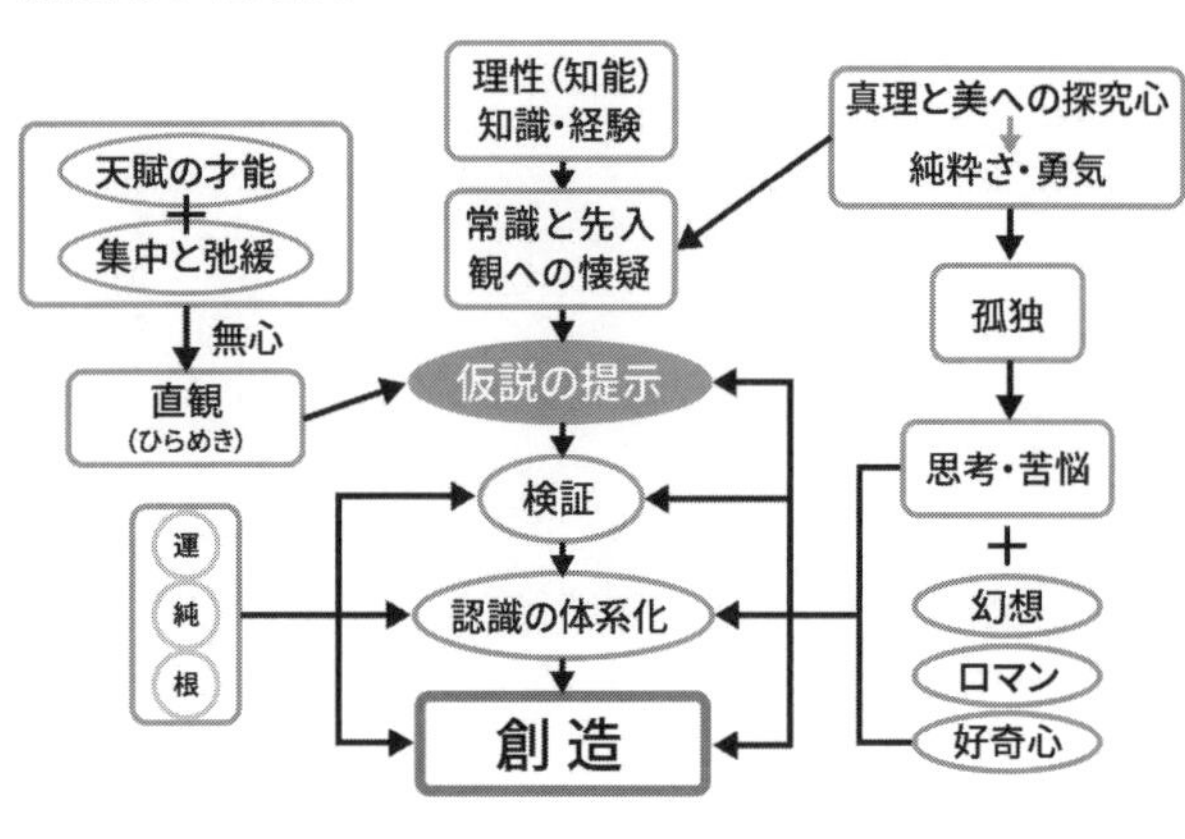

ケットのようにそれはやってきます。

ふっと無心になる瞬間があり、そこに直観が働くわけです。

大きな発見につながるようなひらめきは、しばしば偶然を装うようにして、突然やってきます。

客観的な検証が求められる科学の世界であっても、根幹にあるのは、人間では説明できない不意な何かです。まずはそれを、健全な形で育てることを意識すべきでしょう。

私の場合、こうした創造の土台となる部分を音楽との出会いによって得ることができました。具体的に言えば、バイオリンの演奏です。成蹊学園時代、前述した草川信先生は、私たちにこう言いました。

「君たちは変声期だからあまり歌わないほうがいい。代わりに授業ではいい音楽を聴くことにしましょう」

私はこの一風変わった草川先生の授業で、様々な西洋音楽に触れることができ、とりわけベートーベンの熱烈なファンになりました。

後年、ドイツのベルリンへの留学が実現した時も、現地での研究もさることながら、そこがベートーベンの故郷であり、ベルリンフィル発祥の地であったことに胸が踊る思いがしたものです。

ふっと幸せを感じる瞬間とは

私の場合、音楽をただ聴くだけにとどまらず、18歳の時から11年にわたって、東京芸大で教鞭をとられていたバイオリニストの岩崎洋三先生（注10）に師事し、本格的な指導を受ける機会も得てきました。

注10…1914～2001年。本名は岩崎吉三。岩崎洋三の名でバイリニス トとして活躍。東京芸術大学名誉教授。

岩崎先生は、私が初心者であることなど意にも介さず、プロ並みの本格的なレッスンを課してきました。

2週間に1回、日曜の午後に先生のレッスンを受け、レッスンの後に課題になった楽曲のＬＰや楽譜を駅前の古レコード屋で買って帰り、次の日曜は音楽を聴きながらひたすら独習するのです。

研究生活が忙しくなっても、この習慣はずっと続き、私がプロを目指す学生が習うようなバイオリンの名曲を次々とこなしていくため、先生にもずいぶん不思議がられたものです。

実際に続けていくなかでわかったのですが、私には耳にした曲の音符が頭に再現できてしまう能力があり、すぐに曲が覚えられたため、練習がつらいと思ったことは一度もありません。

とにかくバイオリンを弾くことがとても楽しいのです。

おかげで、アマチュアオーケストラの奏者になり、演奏会を開くなど、生涯を通じて音楽と関わりあう縁に恵まれました。

もしかしたら、これも天賦の才能と呼べるものだったのかもしれませんが、それは特別なものというより、何か好きなことに打ち込んでいる時、発揮できているもののようにも思います。

あまり難しく考えず、好きなことを見つけ、それを続けていられる状態を思い浮かべてみてください。何かに打ち込んでいる時、人は無心であり、余計なことはあまり考えません。

ふっと幸福であることを感じるのは、そうした時でしょう。

幸福は他人によってもたらされるものではなく、まして地位や肩書きで保証されるものでもなく、自分自身でつくりだすものです。その時、誰もが創造のプロセスを体験していると思うのです。

集中と弛緩の繰り返しで、創造は生まれる

集中と弛緩の大切さについて、もう少し補足しましょう。

好きなことに打ち込むのは良いことですが、集中が持続すると体は緊張し、次第にストレスも増してきます。あまりこの状態が続くと、体が悲鳴を上げはじめ、肝心の直観も得られにくくなってしまうでしょう。

リラックスも大事なのです。それはただ休むだけでなく、違うことをする、環境を変えることで得られやすくなります。

私は、腸内細菌の研究とバイオリンの演奏と、異なる世界を行き来することでこうしたバランスを取っていたように思います。どちらも同じように集中と弛緩を要しますが、まったく異なる分野であることから、行き来すること自体が私にいい気分転換をもたらしました。

ただ散歩をするだけでもいいのです。いくら好きなことでも、同じ状態にとどまり続けないことです。

時々、意識して違う景色を見るようにすると、いつの間にか硬直していた自分に気づき、創造性の回路が賦活しはじめます。

大事なのは「いったん欲を捨てる」こと

大上段に構えて言うわけではありませんが、学問というのは、真理の探究や発見にためにこそ存在するものです。

これに対して、音楽や絵画などの芸術は美の創造、宗教や哲学は、善の探究のために存在しています。これらを合わせて「真・善・美」と呼ばれていますが、いずれも根底においては創造性が求められます。

何をするのであれ、クリエイティブであるということは、真善美を追求していることにほかなりません。

そこでは、何よりも無欲であることが求められます。

物質的な欲望を追求することも、非常にエネルギッシュなことであり、この世で生きていくうえでの原動力になりますが、真善美の探究では邪魔になります。善し悪しの問題ではなく、それは両立できません。

欲を捨てることを悟りとつなげる人もいますが、そのように大げさには考えず、創造性を担保するために必要なことだと理解すればどうでしょうか?

仕事をするうえでも、この部分を忘れてしまうと、お金だけ、数字だけを追い求め、そこに快を求めるしかなくなります。いい仕事をするためにも、いったん欲を捨ててみるのです。

損得勘定抜きに好きなことに打ち込んでいくと、それが結果として仕事になり、利益を生むこともあります。

事実、私の研究生活はそのようにしてまわっていきました。恵まれていると思われるかもしれませんが、そういう感覚が根底になければ何も生み出せず、まともな研究生活もできなかったでしょう。

無心のところから始まったからこそ、わからないことがわかり、ここまで世界が広がったのです。

思いを実現するには「運・鈍・根」が必要

もっとも、科学の世界は、直観だけで成り立っているわけではありません。直観が生まれたら、次に必要なのは仮説の証明です。

ひらめきをただのひめらきで終わらせないためには、感じたことを形にし、たくさんの人と分かち合っていく必要があるからです。

直観したことは、自分のなかにしかありませんから、思うように形になるまでは、たえず孤独や苦悩がつきまといます。

ただ、それと同時に幻想やロマン、好奇心も生まれるでしょう。

尊敬するベートーベンは「苦悩を突き抜け歓喜にいたれ」という有名な言葉を遺したと言われていますが(注11)、それはまさに創造のプロセスそのものを言い表しているように私には思えます。

仮説を証明していくために必要なのが検証であり、検証を積み重ねることで認識は体系化されていきます。

注11…原文はシラーの詩「歓喜に寄せて」。ベートーベンの晩年の代表作「第九」の曲名にもなっている。

それは確かに大変なことかもしれません。でも、自分が探究したいことに対してそうした気持ちでいつづけるのはとても大切なことです。

一歩一歩、まずできることを続けてみてはどうでしょうか？ ルーティンなことであっても、そこに何らかの意義が見出せると、退屈なものではなくなります。研究生活の大部分はそうしたルーティンで成り立っています。その意味では、単調で退屈なことの繰り返しのように映るかもしれませんが、自分の意識次第で意味は変わってきます。

その点は、どんなことであっても同じであるように思います。

「運・鈍・根」という言葉を聞いたことがあるでしょうか？

物事を成し遂げるには運の良さが必要になりますが、それは突然舞い込んでくるわけではありません。たとえそのように見えたとしても、その背後には自らが望んでいることに対する愚直さ（＝鈍）やあきらめない気持ち（＝根）があって初めて生まれるものです。

望んでいることを形にするには、時間も労力もかかります。何も形になっていないうちは不安も湧いてくるものですが、それ自体が「創造のプロセス」に組み込まれたものであるはずです。

内面の豊かさが社会を支えている

自分を信じて、前に進んでいくようにしてください。困ったことがあっても、あなたを助けてくれる人は必ず現れます。

私はつねに信念を持って前進するような、そうした強さを持っていたわけではありませんが、もっと根底の部分で、この世界を受け入れ、たえず自分を信じる気持ちがあったように思います。

高校時代の恩師の一人、国文学の教鞭を取っていた俳人の中村草田男先生は、軍国教育まっただ中の時世に、私が生涯忘れられない言葉を遺してくださいました。それは中学１年の３学期、授業の最後に生徒たちに別れの言葉として述べられたものでした。

「あなた方は早く大人になりたいと思うでしょうが、大人にはいつでもなれます。だから、なるべくいつまでも純粋に生きていってください」

「純粋に生きる」ということは、完全に体現できるものではなく、生きるうえでの大きな目標のようにも思えます。

それは、真・善・美の追求において必要不可欠なものだと言えますが、人の価値観は様々ですから、「この厳しい社会でそんな悠長な生き方などできるわけはない」と感じる人もいるかもしれません。

事実、これまでの世の中は、むしろそうした人たちの価値観によって動いてきたところがあるでしょう。

受験戦争を勝ち抜き、いい大学、いい会社に入ろうと努力することは、ここまで述べてきた創造性とは相容れないところが少なからずあります。それは、「直観力など大事しなくても豊かに生きられる」という、経済性や効率性を優先する考え方につながっていたものかもしれません。

研究の世界でも、こうした経済の世界の価値観を持ち込んで、ポストの獲得や派閥争いのほうに熱心になる人も少なからずいるでしょう。

どんな形にせよ人に認められることは喜びを伴いますから、そうしたものを追い求める気持ちもわからないではありません。しかし、私にはそこまで魅力的なことのように映りませんでした。


なぜそうなのだと問われたら、もっと楽しいこと、心が豊かになれることがあったからだと言うほかありません。

どちらがいいという話にはなりませんが、経済優先の生き方がここまで行き詰ってしまったいま、これからは私のような価値観でも十分に楽しく生きられることを知る人が増えてくるかもしれません。

楽しいことは、自分の内面から湧き上がってくるものであり、人の評価もお金も後からついてくるものです。それゆえ、認められないうちは孤独や不安を伴う面があるわけですが、それに耐えることで、まわりの価値観に左右されない、自分のなかの豊かさも培われていきます。

研究を通じて培われた内面の豊かさは、老いたいまもなお、私の心のなかに息づき、私の生き方を支えてくれています。この豊かさこそ、これからの世の中を支えていく礎になると思うのです。

将来の不安が消え去った瞬間

これまで「創造とは何か?」ということについて語ってきましたが、私にはこうした創造性の原点となるような大きな転機がありました。

1948年、18歳の早春のことです。

生まれ育った千葉県市川市の自宅から3キロほど離れた浄水場の近くに、人っ子一人いない深い森があり、当時、私はこの森を思索しながら歩くことをひそかな楽しみにしていました。

その頃の私は、将来に対する道筋が見えず、自分はいったい何がしたいのか、大きな迷いのなかにいたと思います。

母親に対して反抗的で、あまり素直になれかったところもありましたし、終戦の年の２月、風邪で寝込んでいた父が急性肺炎で突然亡くなったことで、心の拠りどころを失っていたことも大きかったかもしれません。

ある日の朝、木漏れ日の差し込んでくる森のなかを、いつものように内省しながらさまよい歩いていた時のことです。

これまでの自分の生き方を振り返るなかで、ふっと天に救いを求める気持ちが湧きあがり、自分がいかに自己中心的な人間であったかをハッキリと思い知らされた瞬間がありました。

それは自己嫌悪と言ったものではなく、むしろ不思議と心が癒され、腑に落ちるような体験だったと思います。

啓示とも言うべき直観を受けとったのはその直後のことでした。

「人はそれぞれ容姿も性格も能力も、生まれた環境も時代も違う。しかし、それは天から授かったもので、運命として受け入れるしかないものである。

時には不平等・不公平に感じることもあるかもしれないが、それに耐え、自分の個性を生かし、他人の個性も尊重する。将来に夢を抱きながら、そうやって真っ直ぐに生きていくことこそ人生である」

言葉にするとそんな感じだったでしょうか。それは一瞬にして脳裏をよぎったもので、予期していたわけではありません。しかし、それ以前と以後で、私の意識が大きく変わったことがわかりました。

はたから見たら、何かハッキリとした変化があったわけではないでしょう。性格が改善され、社交的になったわけでも、急に頭が良くなったわけでもありませんが、漠然とした将来への不安が消え、いまの自分の現実を受け入れる気持ちが生まれたように感じます。

心が癒されたように感じたのは、自分を受け入れることで心に余裕ができ、明るい気持ちが湧いてきたからかもしれません。

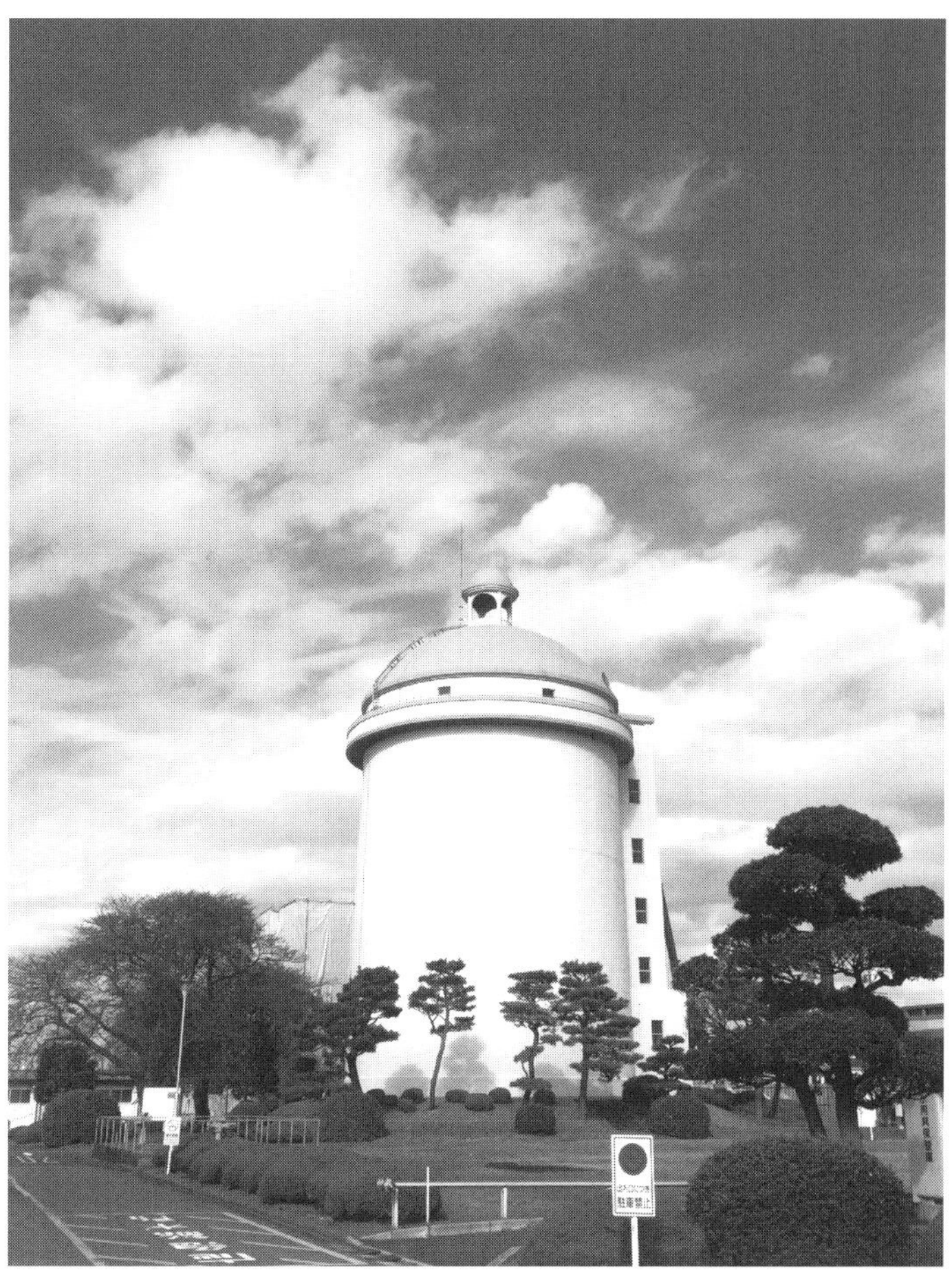
駐車禁止

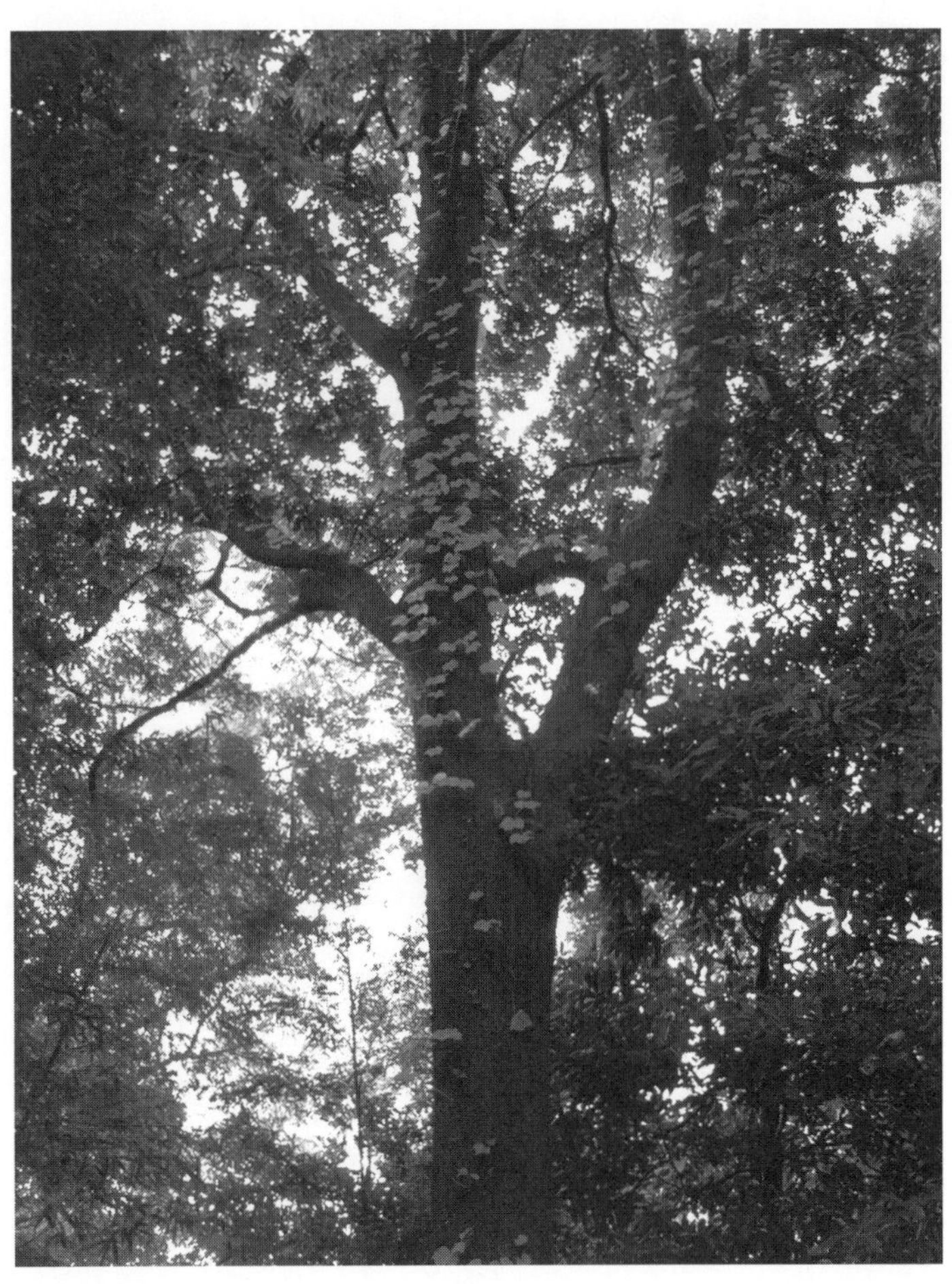

腸内細菌が教えてくれた生き方とは？

繰り返しますが、当時の私はまだ何を成しているわけでもなく、将来の明確な道筋も定まっていたわけではありません。

そうした境遇の若者が自己の現状に鬱屈とした気持ちを持つことは自然なことだと言えますが、問題はその先です。

増幅する不安や不満に押しつぶされ、心の声に蓋をしてしまったら、自分のしたいことが見つかるはずはありません。創造性は失われ、他者に評価を委ねる生き方をするほかなくなってしまいます。

そんなままでは、充実した人生など歩みようもありません。

心の靄の中からふっと抜け出した私は、それまでの押しつぶされそうな暗い感情から自己を解放でき、自己に光を感じられたのかもしれません。その鮮烈な印象は生涯にわたって私を支え、新しいことに挑戦を続け、好きなことに打ち込む見えない原動力になりました。

すべては天の定めなのだと受け止め、万事お任せの気持ちでいられれば、むやみに悩んだり、焦ったりすることはなくなります。紆余曲折があったとしても、自分の進むべき道は用意されているのです。

栗山での回心（浄水場のそばにある森の名前をとって私はそう呼んでいます）によって、私のなかに根拠のあるようでない、でも確とした内面の自信が生まれ、人生の歯車は静かにまわりはじめました。

どんなことがあっても「自分ならできるだろう」「きっとうまくいくだろう」、そんな楽天性が生まれたのも、この時からだったと思います。

長く生きていればいいこともあり、悪いこともあります。

いくら健康に気をつけても、体調がいい時も悪い時もあるでしょう。そうした変化に一喜一憂せずに、事実を事実として受け止め、その時に自分ができることをする。そして後悔はしない。

私は腸内細菌と関わり合うことで、善いものも悪いものもすべてを肯定し、受け入れる、そんな生き方を学ぶことができました。

すべてを肯定する気持ちが芽生えると、自分を許し、人を許す気持ちが生まれ、生き方がとても楽になっていきます。人に対して不満を持つ前に、まずは自分らしく生きることを追求すればいいのです。脇目も振らずに、そういう自分になることです。

そしてしっかり勉強をし、この世界の真・善・美を探究してください。

あなたが変わればまわりの人が動き出し、調和が生まれます。そうした人生を皆さんもぜひ目指してください。

第3章　腸内環境から生き方が変わる

「善玉菌」が腸の健康を助けるのはなぜ?

健康に生きること、それはこの世界と調和を保ち、心地よく生きていくことにつながっていきます。

私たちの腸は百兆にものぼる、目に見えない無数の菌たちとの共生で成り立っています。そうした菌の中でも私たちヒトという生き物の健康と深く結びついているのがビフィズス菌ですが、この菌の働きがヒトにとっていかに重要か、まだ十分に理解されているとは思えません。

私は研究の過程でビフィズス菌の特異な働きに気づき、「善玉菌」と呼ぶようになりました。

ヒトの健康に寄与する菌といった意味を込めていますが、ビフィズス菌はそうした有用な働きをする菌の筆頭といっていい存在です。なぜか? 腸内に運ばれてくる栄養(糖)を分解することで〝酸〟を生み出し、有害物質を排除する働きがあるからです。

もう少し詳しく言うと、ビフィズス菌が腸に運ばれてきた糖を食べる（分解する）ことで、乳酸と酢酸が分泌され、腸内のｐＨ（水素イオン濃度）が酸性に傾きます。

ｐＨが酸性・中性・アルカリ性に分けられることはご存じでしょう。

酸性の環境は、殺菌力が強いため、ヒトの健康に寄与しない有害な菌、すなわち「悪玉菌」は棲みにくくなります。こうした菌は腐敗を起こすアルカリ性の環境を好む性質があるのです。

ビフィズス菌が増えるほどに腸の健康は保ちやすくなる。――「善玉菌」と呼んだゆえんはここにあります。

同じ腸内に発酵を起こす菌（善玉菌）と腐敗を起こす菌（悪玉菌）、そのどちらにも当てはまらない多数派の菌（日和見菌）が共生し、一定のバランスのなかで生命活動が営まれているのです。

ヒトはビフィズス菌に助けられている

ビフィズス菌は学術的には、ビフィドバクテリウム属に分類される菌の総称ですが、乳酸を出すという共通項で見ていくと、ラクトバチルス属や、エンテロコッカス属の菌も同じ仲間としてとらえられます。

その形状から、ラクトバチルスは乳酸桿菌、エンテロコッカスは腸球菌と呼ばれていますが、これらはすべて乳酸菌の仲間だと考えてください。ビフィズス菌は乳酸菌と別の菌ではなく、乳酸菌の一種なのです（注12）。

では、ビフィズス菌と他の乳酸菌は何が違うのでしょうか？

どれも乳酸を出すという点は共通していますが、腸球菌は乳酸のみを、乳酸桿菌は乳酸と炭酸ガスを、ビフィズス菌は乳酸と酢酸を産生するという違いがあります。

料理に使う食物酢を思い浮かべばわかるように、酢酸には乳酸を上回る強力な殺菌作用があります。つまり、同じ乳酸菌のなかでも最も殺菌力が強いのが

注12…ビフィズス菌はコリネ型菌（18ページ）の一種。ラテン語で「分岐」「ふたまた」を意味するbifidusを語源としている。

乳酸菌の種類

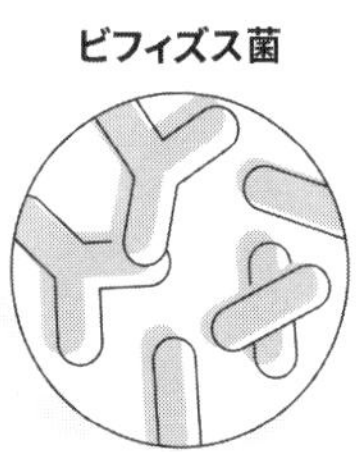

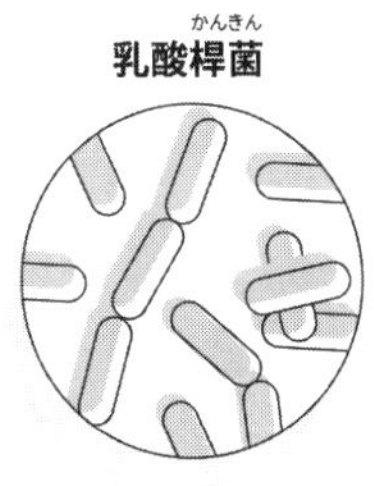

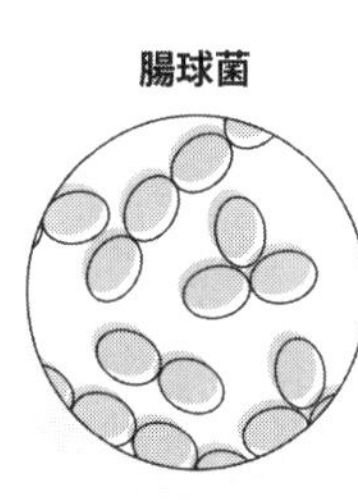

ビフィズス菌なのです。

腸内でこのビフィズス菌がとりわけ優勢であるところに、ヒトという生き物の不思議な特性があります。

詳しいことはわかっていませんが、強力な殺菌力を持ったビフィズス菌が味方につき、腸を常にクリーンに保ってくれたことで、私たちヒトはここまで生き延びてこられたのかもしれません。

そのため私は、ヒトを「ビフィズス菌動物」、他の動物を「ラクトバチルス動物」と呼んでいます。ヒトは万物の霊長と呼ばれますが、菌との関わり方も特殊な部分があるのです。

もちろん、ビフィズス菌が大繁殖する赤ちゃんの腸内でも、この強力な殺菌力が働いていいます。まだ免疫力が十分に備わっていない赤ちゃんは、目に見えない菌たちに守られ成長していくのです。

赤ちゃんの腸内環境が生涯の体質を決める

ビフィズス菌が増殖する経過をもう少し追いかけてみましょう。

この世に生を受けるということは、空気に触れるということですから、出生直後の段階では好気性菌である大腸菌がまず繁殖していきます。大腸菌は活動エネルギーを生み出す際に酸素を利用するため、繁殖するほどに腸内の酸素量は減り、徐々に嫌気性の環境に変わっていきます。

目安としては生後3～4日目にあたりますが、この段階で一気に増殖を始めるのがビフィズス菌です。

その繁殖力はすさまじいものがあり、一時は腸内細菌の9割以上を占めるようになりますが、それにしてもなぜこうも増えるのでしょう?

理由として考えられるのは、母乳にビフィズス菌のエサになる成分（注13）が豊富に含まれているという点です。

お母さんのおっぱいを飲むほどに腸内ではビフィズス菌が増え、病原菌の繁殖は抑えられます。生涯の体質を決める離乳までの大切な時期を、ヒトはビフィズス菌とともに乗り切っているのです。

赤ちゃんの体を守ってくれているビフィズス菌の割合は、離乳とともに様々な菌が棲みつくことで減っていきますが、その後もずっと腸内の優勢菌として共生を続け、ヒトの健康に関わっていきます。

私は、数多くの腸内細菌を観察してきた経験をふまえ、健康な人の腸内におけるビフィズス菌の割合を約20％と見ています。

個人差がありますからあくまでも目安になりますが、生活習慣が乱れ、食べすぎやストレス過多の状態が続くとビフィズス菌の割合は落ち込んで、悪玉菌が繁殖を始めるようになります。

こうした悪玉菌の代表と言えるのが、大腸菌やウエルシュ菌です。

注13…「ビフィズス因子」と呼ばれ、主にオリゴ糖の仲間を指す。

大腸菌は、ビタミンを合成するなど体にいいこともしますが、あまり増えすぎると腸内腐敗が起こし、様々な有害物質が分泌されるようになります。

ウエルシュ菌は、ネコなどの肉食動物に生息している菌ですが、こちらも増えすぎるとタンパク質を腐敗させます。大腸菌のような有用な働きはせず、悪さばかりをしでかすようになるのです。

すでに述べてきたように、腸内を酸性の環境に変えるビフィズス菌は、こうした悪玉菌の増殖を抑えてくれる存在です。

悪い働きをする菌であっても、つねに悪いことをしているわけではありません。排除すれば腸内環境が改善されるとも言えません。こうした菌が悪さをしてしまうような環境に、そもそもの問題があるのです。

発酵と腐敗、どちらの生き方を選びますか?

ここで、発酵と腐敗という二つの言葉が出てきました。

どちらも菌が食べ物を分解することで生じる現象ですが、その際に分泌される成分によって、宿主であるヒトの健康が増進されたり、逆に低下させられたり、その影響は大きく違ってきます。

善玉菌であるビフィズス菌は、糖を分解して乳酸や酢酸を生み出すと述べましたが、こうして腸内環境が改善される現象が発酵にあたります。

一方、悪玉菌である大腸菌やウエルシュ菌はタンパク質を分解して、インドール、スカトール、アミンなどの有害物質を生み出し、こちらは腐敗を起こす要因になります。

便が臭くなるのは、これらの有害物質が腐敗臭を起こすからで、その証拠に、ビフィズス菌が優勢な赤ちゃんの便はほとんど臭いません。ヨーグルトや漬物のような酸味臭がするはずです。

肉類などに豊富に含まれるタンパク質は、体にとって不可欠な栄養素ですが、摂りすぎると腐敗を引き起こす、腸とはあまり相性の良くない成分でもあるのです。そう考えれば、便の臭いにおいは体の異常を知らせてくれる、一種の危険信号であることがわかるでしょう。

そこにはストレスなども関わりますから、食事の内容だけでなく、その人の生活習慣そのものに目を向ける必要があります。私たちは臭いものを嫌い、遠ざけようとしますが、そこはその人の生き方が様々な形で反映されているものなのです。

大多数の「日和見菌」をいかに味方につけるか？

私の研究は、ヒトや動物の便から一つ一つの菌を培養し、その性状を観察していくことが中心でしたが、それだけでは「ヒトの体にどんな影響を及ぼすか？」という肝心な点がぼやけてしまいます。

私が「善玉菌」「悪玉菌」という、あまり学術的とは言えない呼び方をするようになったのは、「その菌はヒトの健康にとって有用か？　それとも有害か？」という視点を重視したからです。

腸内細菌のなかには、こうした善玉菌や悪玉菌のほかに、そのどちらにも分

「2・1・7」の法則

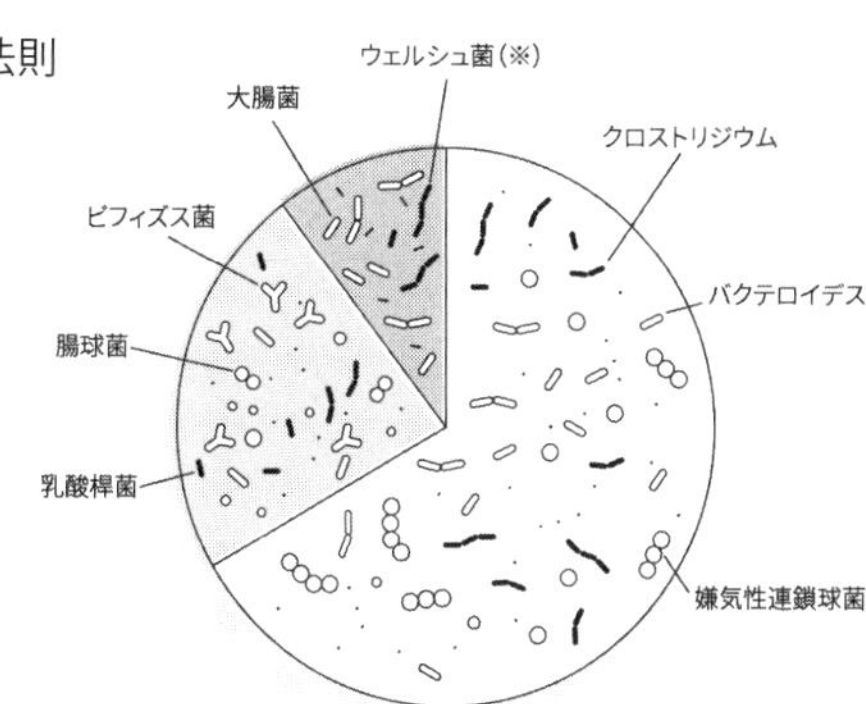

善玉菌 20%：悪玉菌 10%：日和見菌 70%

ウェルシュ菌はクロストリジウムの一種だが、「悪玉菌」に該当する。「善玉菌」については、ヒトの腸内ではビフィズス菌が圧倒的に多い。

類できない「日和見菌」が多数生息しています。

善玉菌（20％）・悪玉菌（10％）・日和見菌（70％）――割合としては、そのくらいが目安になると考えてください。

大多数派の菌が日和見菌と呼ばれているのは、悪玉菌が繁殖するとこれになびき、腸内環境が一気に悪化する傾向が見られるからです。まさに日和見という呼び方がぴったりだとわかるでしょう。

逆に言うと、善玉菌（ビフィズス菌）さえ一定の割合で生息していれば、悪玉菌が過剰に繁殖することはありませんから、大多数の菌は暴れることなく、共生をつづけます。

ヒトの社会もそうですが、世論と呼ばれるものはつねに日和見です。そこに明確な意思があるわけでなく、状況を変えるキャスティングボードを握っているのは、少数派のほうです。

大多数の日和見菌をいかに味方につけるか？　それによって、蘇生（発酵）の方向に向かうのか、腐敗の方向に進むのか、世の中もヒトの体も、その進路が大きく変わってくるのです。

「生きて腸に届く」ことは重要ではない

ここからしばらく、食べ物と菌の関係についてお話したいと思います。

腸内環境を整える食べ物ということで真っ先に思い浮かぶのは、おそらくヨーグルトでしょう。ヨーロッパや中央アジアなどでは古くから食べられてきた健康食ですが、日本で本格的なプレーンヨーグルトが開発され、普及するようになるのは１９７０年代になってからのことです。

以後、現在にいたるまで様々な商品が開発されるようになりましたが、乳酸菌に関する研究自体はもっと以前から始まっていました。そうした過程で生み出されたのがヤクルトやカルピスなどの乳酸菌飲料です。これらの飲料は、じつは大正～昭和初期の頃に開発されていたのです（注14）。

腸内細菌に関する私の研究は、こうした食品の健康効果を裏付けるものでもあったわけですが、じつのところ、学術的に明らかになった事実がそのままますんなりと当てはまったわけではありません。

食べ物に含まれる乳酸菌がそのまま腸内で増殖するわけではないからです。誤解している人も多いと思いますが、「生きているかどうか」はあまり重要なことではないのです。

たとえば、ヤクルトには城田稔博士が発見したシロタ株という乳酸菌（注15）が含まれますが、この菌については「生きて腸に届く」ことがキャッチフレーズのようになっているでしょう。

注14…1917（大正６）年に、正垣角太郎がヨーグルト「エリー」の販売を開始。翌1918年には三島海雲がカルピスを開発している。ヤクルトの製造販売は1935（昭和５）年。

注15…正確には「ラクトバチルス・カゼイ・シロタ株」。当初、アシドフィルス・シロタ株と認識されていたが、その後改められた。

一方、カルピスは加熱した乳酸菌（殺菌酸乳）を用いているため、いくら飲んでも生きた菌を摂ることはできません。

もともと乳酸菌の健康利用は、抗生物質に対するアンチテーゼから始まったものです。ノーベル医学生理学賞を受賞した大村智氏が開発したイベルメクチンも抗生物質の一つですが（注16）、これは自然界の菌の力を利用して有害な菌を死滅させることを目的にしています。

抗生物質の開発が、現代医学の進歩に大きな貢献をしたことは確かですが、有用な菌も一緒に殺してしまうため、あまり使いすぎると腸内フローラのバランスはガタガタになってしまいます。

こうした抗生物質は、英語では「アンチバイオティクス」と言います。

これに対して、乳酸菌のような生きた菌は「プロバイオティクス」と呼ばれ、こちらは腸内フローラのバランスを整えることに貢献します。菌を殺すのではなく、活かす方向で活用しようと発想したのです。

注16…当初、家畜やペットの寄生虫駆除薬として用いられていたが、人体への効果も確認され、感染症（オンコセルカ症、象皮病など）に対する特効薬として世界的に普及した。

「死んだ菌」が腸の免疫を活性化させる

話が少し逸れてしまいましたが、ヨーロッパで提唱されたプロバイオティクスは、日本でも注目を集め、ヨーグルトのような乳酸菌を含んだ健康食品の効果を裏付ける概念として広まっていきました。

ただ、そこで重視されたのはあくまで生きた菌でしたから、カルピスのような殺菌酸乳はその枠から外れてしまいます。

「死んだ菌を摂っても意味はない」ということになり、健康効果が疑われてしまいますが、じつはこれは正しいことと言えません。実際に殺菌酸乳の健康効果を綿密に調べていくと、むしろこうした死んだ菌を摂った場合のほうがより高い健康効果が見られることが多いからです。

死んだ菌と言うとわかりにくいかもしれませんが、要するに、「生きた菌・死んだ菌に関わりなく、菌の体の成分（菌体成分）が腸に作用する」ということです。生きた菌であろうが、死んだ菌であろうが、乳酸菌が体内に取り込まれれば、その成分が腸の免疫作用を活性化させるのです（注17）。

誤解のないように言えば、生きた菌＝プロバイオティクスに健康効果がまったくないと言っているわけではありません。

生きた菌も菌体成分を含みますから体にプラスに働きますが、生きた菌だけを抽出しても数が確保できません。菌数が少なければ、その分、腸への影響も少なくなってしまうところにネックがあるのです。

ヨーグルトであれば、乳酸菌の種類にかかわらず、なるべくたくさんの量を摂ったほうが体にいいことがわかりますね？　ヒトの腸内ではビフィズス菌が優勢ですが、ほかの乳酸菌（乳酸桿菌、腸球菌）であっても、腸を刺激し、腸内フローラを整える効果は得られるからです。

腸内細菌に関する研究はずいぶんと進みましたが、食品の評価という点では矛盾もあり、まだまだ十分に情報が伝わっていないところがあります。それゆえ、いびつなところが多いのが現状なのです。

注17…小腸の粘膜やリンパ組織を刺激し、免疫活性をうながす（自然免疫のレセプターを活性化させる）ことがわかっている（141ページ参照）。

お腹の調子を整えるのはヨーグルトだけ？

私はこうしたいびつさを改善するため、プロバイオティクスに代わる「バイオジェニックス」という新しい概念を打ちたてました。

そのポイントになるのは「生きた菌・死んだ菌に関わりなく腸の健康、ひいては全身の健康に寄与する」という点です。

そう。乳酸菌の菌体成分が腸を刺激し、免疫を活性化させるところに、発酵食品を摂る最大の意味があると言えるのです。

ですから、ヨーグルトがそれほど好きではないという人は、菌体成分が豊富に含まれた乳酸菌のサプリメント（乳酸菌生産物質、乳酸菌生成エキスと呼ばれます）を活用してみるのもいいでしょう。

生きた菌＝プロバイオティクスという概念にこだわらなければ、わずか５グラム程度の顆粒のなかにバケツ一杯のヨーグルトと同じくらいの乳酸菌を含有できます。プロバイオティクスの定義から外れるため、なかなか評価されない

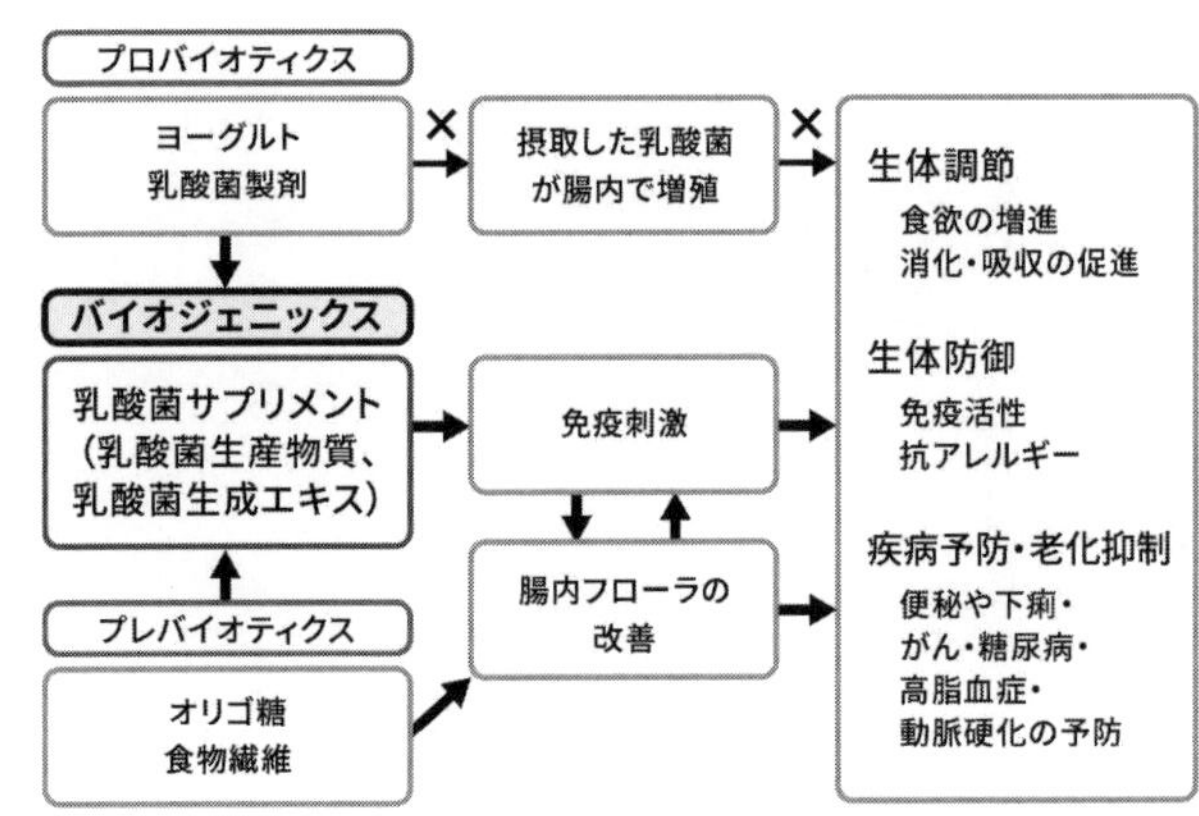

ことが多いですが、すぐれた製品はたくさんあります。

ちなみに、ヤクルトやカルピスも悪いものではありませんが、ヤクルトは菌体成分を摂るという意味では量が少ないかもしれません。カルピスは、原料の殺菌酸乳は有用なものですが、飲みやすくするため糖分を多く添加しているため、どちらかというと清涼飲料水に近いでしょう。

ここではどれがいいとか悪いとか、優劣を論じたいわけではなく、選択肢はたくさんあるということです。

そうしたものでは物足りない、お腹の調子が思ったように改善されないという人は、少し視野を広げてみてください。

たとえば、選択肢という点では大事なものがまだあります。

その一つが、食物繊維やオリゴ糖など腸という〝土壌〟を耕すための食品です。こちらは、プロバイオティクスに対し「プレバイオティクス」と呼ばれています。腸内環境を整えるといった場合、これらの成分が含まれた食べ物を積極的に摂ることもおすすめでしょう。

食物繊維は腸内細菌の「エサ」になる

食物繊維は栄養価がほとんどありませんが、腸のぜん動をうながし、排泄をスムーズにするためになくてはならない成分です（それゆえ、いまでは栄養素の一つに数えられています）。

また、オリゴ糖はビフィズス菌のエサになることがわかっています。乳酸菌は糖を分解する（＝エサにする）と述べてきましたが、ことビフィズス菌に関してはオリゴ糖がエサに適しているのです。

食物繊維もオリゴ糖も、それぞれの成分を含有したサプリメントや健康食品が売られていますが、まず重要になるのは、毎日の食事です。

ともに野菜や果物、海藻などに多く含まれます。

同じ糖でも精製してしまうと、食物繊維はほとんど失われ、摂取しても腸内フローラという土壌は耕されません。

こうした精製した糖質の代表が、砂糖であり、小麦粉です。お菓子やケーキなどには糖分がたっぷり含まれていますが、だからと言ってビフィズス菌のエサになったり、腸の土壌を耕してくれたりするわけではありません。

小腸からすぐに吸収されてしまうため、腸内フローラが改善されるどころか、血糖値が上がってしまうリスクがあります。

体調が悪い時は、あまり間食はせず、まずは野菜や果物の量を増やすべきです。雑穀を含んだごはんや、根菜を使った煮物、味噌や大豆などの大豆系発酵食品を取り入れるのもいいでしょう。

動物性タンパク質は腸内腐敗の引き金になりますから、肉食の摂りすぎにも気をつけ、その分、魚を摂るようにしてください。

昔ながらの日本食は、腸との相性という点で優れた面がたくさんあります。

学問としての腸内細菌学は、日本においては私が関わることで一つの体系に樹立されていきましたが、生活の知恵としては古い時代から体験的に根付いていたのではないかと思います。

乳酸菌は牛乳や乳製品などの動物性食品だけでなく、植物性の大豆なども分解し、発酵させてくれます。豆乳ヨーグルトもそうですし、前出の乳酸菌サプリメントの多くも大豆を原料にしています。

動物性乳酸菌、植物性乳酸菌という言い方がされることもありますが、どちらも乳酸発酵する点では変わりありません。

ただ、日本の風土を考えたら、これからは後者の植物性乳酸菌にもっと光が当てられてもいいでしょう。

甘酒や味噌汁も腸に優しい食品

最近では、乳酸菌ではなく、酵母菌や麹菌などを使って発酵させた「酵素飲料」を摂る人も増えてきました（注18）。

麹菌を使って発酵させるという点では甘酒も、いや、味噌汁も立派な発酵食品です。味噌は発酵の過程で乳酸菌も関わりますから、味噌汁は乳酸菌の摂取にも役立ちます（注19）。

これらは、前述したプロバイオティクスの定義には当てはまりません。それゆえ、ヨーグルトに比べると十分な検証がなされてきたとは言えませんが、腸内フローラを改善する効果は十分に考えられます。

菌と健康、そして食べ物の関係はまだまだわかっていないことも多く、検討すべき点が数多くあるというのが現実です。

まずはここまで述べてきたことをしっかり理解し、あくまでも自分の体に合ったものを取り入れるようにしてください。

注18…発酵食品の一つ。糖を菌の力で発酵させる過程で酵素反応が起こることもあり、日本では「酵素飲料」などと呼ばれている。

注19…加熱して乳酸菌が死滅しても、菌体成分が小腸に運ばれ、免疫活性がうながされる。詳しくはバイオジェニックスの解説を参照（86ページ）

腸内フローラを活性化する食品

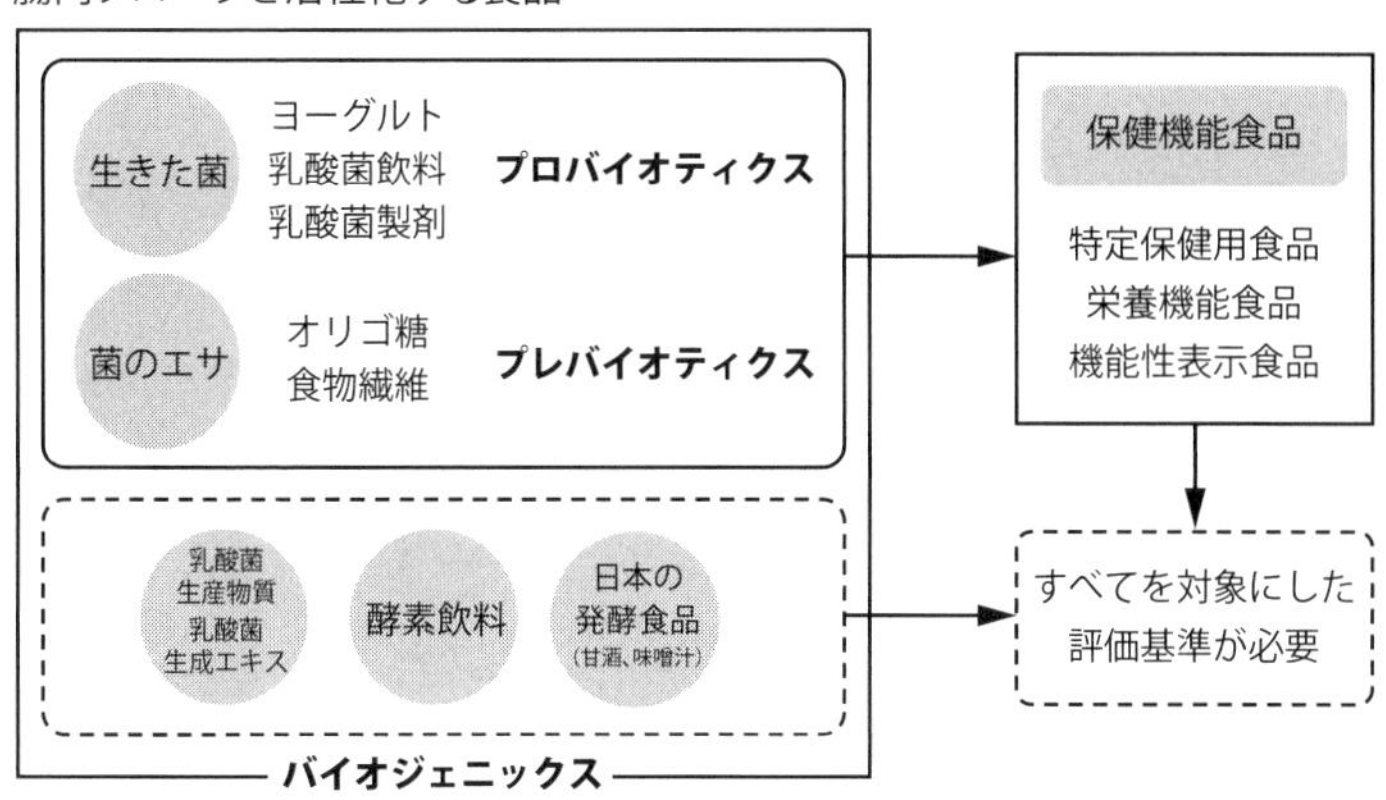

腸が元気で、お通じがスムーズであることは、心身の健康の基盤となるものです。発想を柔軟にしていくと、その分、食生活のバリエーションは増し、体調管理も容易になっていくでしょう。

これまでの学問の成果を活用しつつ、新たな視点で腸内フローラ研究が進展していくことを期待しています。

インタビュー①
全体の「2割」が変われば調和が訪れます

「腸内フローラの状態が健康のバロメーターになるんです」

――先生が研究を始められた当初、腸内細菌の働きについてはどのくらいのことがわかっていたのですか?

光岡　まあ、ほとんどわかっていないに等しい状況だったでしょうね。腸内に大腸菌のような菌が生息していることは知られていましたが、私たちの健康に関与していると考えられていたわけではありません。私が「善玉菌」と名づけたビフィズス菌にしても、当時は赤ちゃんの腸内に棲んでいるとしか知られていなかったわけですから……。

――ご自身の便を顕微鏡で観察することで、大人の腸内にもビフィズス菌が生息していることがわかったと伺っていますが……。

光岡 そうです。私の研究はニワトリの腸内フローラ（＝様々な菌によって形成される腸内の生態系のこと）を観察することから始まったわけですが、研究を始めてすぐに肝心の菌を培養する方法自体が確立されていないことに気づきました。そこで、苦労して培養法を開発していくうちに、従来の１００～１０００倍の菌を発育できるようになったんです。

――そもそも、腸内に無数の菌が生息しているということ自体、知られていなかったと……。

光岡 しかも、この方法で自分の便を培養したところ、乳児の腸にしか生息していないはずのビフィズス菌が多数発見されたわけです。当時の常識に反することだったので、とにかく驚きました。

――いまでは「善玉菌」の名でおなじみのビフィズス菌ですが、最初は相手にもされていなかったわけですね。

光岡　ええ。学会で話をしてもなかなか信じてもらえず、「そんなことはありえない。光岡は何か違うものを見たのだろう」と言われていました。そのくらい研究が進んでいなかったのです。

――なるほど。「腸内細菌が健康のカギを握っている」ということが認識されるようになるまでには、かなりの時間が必要だった……。

光岡　腸の内部というのは、胎児の段階ではまったくの無菌なんです。それが、この世に生を受けるのと同時に徐々に菌たちが入り込み、独自の腸内フローラを形成していきます。ビフィズス菌は、生後3日目あたりから増えはじめ、一時は9割以上の占有率になります。

――赤ちゃんの腸内にビフィズス菌が多く生息しているのも、そのためだと。しかし、9割というのはすごいですね。

光岡 ほかの菌も徐々に増えていきますから、離乳後には2割くらいに減ってしまいますが、この割合が維持されていれば「悪玉菌」と呼ばれる有害な菌たちの繁殖が抑えられ、腸内フローラは安定します。腸は全身の健康の要にあたる器官ですから、腸内フローラの状態が健康のバロメーターになるのです。

——赤ちゃんの時のように多くはないけれども、大人になってもビフィズス菌は一定の割合で棲息している。その割合によって腸の健康、ひいては全身の健康状態が左右されるわけですね。

光岡 ただ、気をつけなくてはならないのは、ビフィズス菌が多ければ健康になれるというわけではないということです。大事なのは割合です。

——その割合がおおよそ20％くらいであると。

光岡 そうです。個人差はありますが、おおよその目安として20％という数字が維持できれば、その人は生涯にわたって健康でいられるでしょう。ただ、加齢とともに「悪玉菌」の割合が増えていきますから、この割合を維持するには食事などでコントロールすることが大事になってきます。

「どんな悪い菌でも、バランスが保てていれば悪さはしません」

——このビフィズス菌がヒトの健康にプラスに働く「善玉菌」であるとしたら、「悪玉菌」は……。

光岡　代表的なのは大腸菌、それに数は少ないですが、ウェルシュ菌という極悪の菌もいます。大腸菌は、ビタミンの合成や感染症の防御など、状況によってはプラスに働くこともあるのですが、ウェルシュ菌はこうしたいいところがまったくない。とことん悪い存在なんです。

——そんな悪い菌が腸内に生息していて大丈夫なんですか?

光岡 どんな悪い菌でも、バランスが保てていれば悪さはしません。あくまでもヒトの健康を維持するうえで善(プラス)か悪(マイナス)か、ということなんです。

——悪いからといってすべて排除する必要はないんですね。

光岡 勘違いしている人が多いのですが、どんなに健康であっても「悪玉菌」がゼロになるということはありません。腸内には悪いものも必ず生息している。それを人間の都合で無理に排除しようとしたら、かえってバランスが崩れてしまいます。

——生き方、考え方の問題にもつながってくる話ですね。一般的には、悪いものを排除すれば良い状態に近づくと考えられているところがありますが、それでは調和につながらないわけですから。人間の世界でも、悪を排除しようとすると調和どころか、戦争が起こりますよね。

光岡　菌とは共生することが大事なんです。世の中全体のことになると漠然としてしまいますが、私たちの体のなかには腸という一個の完結した世界（生態系）があります。そこで見えてくる真理は、現実社会の雛型のような面があると言えますね。

――実際、腸内の生態系が調和していると、体調がいいだけでなく心も穏やかになります。平和が大事だというなら、まずは腸内の平和から回復させていかないと……。

光岡　それはそうでしょう。腸内では善も悪もどっちつかずのものも含めて、すべてが一定の割合で共生していることが調和＝平和の本質です。邪魔だから排除しようというのは、自然の摂理に反します。

――物事を善と悪で分けることは人間のエゴなんですね。

光岡　そもそも、自然界に善も悪もありません。善悪はあくまで便宜的なものなのです。

――「善玉菌」、「悪玉菌」という呼び方はしていますが、ステレオタイプにとらえるのではなく、その意味するところをしっかり理解しないといけないですね。

光岡　繰り返しますが、大事なのはバランスです。善も悪も受け入れる懐の深さが自然界にはあります。善と悪の違いを認識したら、今度はその善悪にとらわれず、ありのままに自然を捉える感覚が必要になってきます。まずはそうした点を学ぶべきでしょう。

「できない人を排除すると社会はおかしくなります」

――先生、先ほどから20％という数字が何度も出てきますが、自然界にはこれとよく似た「2・8の法則」と呼ばれるとらえ方がありますよね？

光岡　ええ、アリやハチの世界でも実際に働いているのは2割くらいだと言われています。すべてが一生懸命に働かなくても、彼らの生態系は問題なく機能しているわけです。

人間の社会だってそうでしょう？　世の中には優秀な人もいますが、いつもサボっている人も、仕事ができない人もいる。平気で悪いことをする人もいる。学校教育にも言えることだと思いますが、いくら指導をしたところで、全員を優秀にすることはできないでしょう。

――善玉ばかりの社会なんてありえないですよね。

光岡 伸びる人は伸びればいい。そうした人の才能を伸ばしてあげることはとても大事なことですが、そこからこぼれた人を排除しているようでは、社会はどんどんとおかしくなります。できない人がいても別にいいんです。無理に変える必要はありません。

――全体の2割が変われば十分なんですね。全員が変わらなくても、それだけで調和が訪れる。そう考えると、世の中って変えていけそうな気がします。

光岡 腸内細菌の世界も、大部分は善玉にも悪玉にも分類ができない、どっちつかずの菌で占められています。こうした菌は「日和見菌」と呼ばれていて、普段はとてもおとなしいのですが、「悪玉菌」が増えてくると悪になびき、体に害を及ぼすものも出てきます。

――このあたりも人間社会と似ていますね。なんだか選挙の時の浮動票みたいな……(笑)。

光岡　ただ、「日和見菌」は数が多いので影響力があるように見えますが、２割の「善玉菌」がしっかり働いていれば「悪玉菌」の働きが抑えられ、「日和見菌」も悪になびくことはありません。その意味でも、キャスティングボードを握っているのは「善玉菌」といえます。

――「善玉菌」をいかに増やすか？　そこに腸内環境を改善することの意味があると……。

光岡　腸の健康に関してはその通りです。食事とストレスケアをしっかりやれば、腸内フローラの改善は決して難しいことではありません。ただ、人間の社会に当てはめた場合、少々厄介な問題が出てきます。具体的には、脳の働きがからんできます。

――確かに微生物の世界とは大きく異なります。

光岡 菌のような微生物には脳がありませんから、自然の法則に忠実に従うことができます。ハチやアリも脳は小さいですから、ほとんど本能だけで生きているでしょう。しかし、人間は脳が発達しているため、自然の摂理に反することを平気で行うところがあります。

「この世界と調和していくには、真・善・美の探究が必要です」

——発達した脳がかえって問題を複雑にしているんですね。この問題とどう向き合ったらいいんでしょうか?

光岡 難しい問題ですが、自分自身を律する意識があるかどうかでしょう。そこで必要となってくるのが、哲学であり、宗教なんです。「真・善・美」という言葉がありますね? 人間がこの世界と調和して生きていくためには、この真・

善・美の探究がどうしても必要になってきます。

――モラルのようなものだと考えればいいでしょうか？

光岡　一般社会ではキレイごとのように思われているところがありますが、少なくとも私が属している研究者の世界では、このモラルを守るということが一番重要です。

――先生は、中学時代の恩師の一人だった中村草田男先生に言われた「純粋に生きる」という言葉をずっと大事にされてきたんですよね。

光岡　ええ。私が腸内細菌学という一つの分野を樹立させることができたのも、欲得抜きでただ真理が知りたいと強く思ってきたからなんです。政治や経済の世界でどこまで通用する言葉かわかりませんが、研究者は真理を探究しているわけですから、まず純粋でなくてはなりません。いいかえれば、政治や経済の世界の価値観を研究の世界に持ち込んではいけないということです。

――これまで先生に多くのお話を伺ってきましたが、この一点に関してはまったくブレがなかったことに気づかされます。

光岡 確かにブレはありませんでした。まあ、研究馬鹿だったんですよ（笑）。残念ながら、研究者のなかにもポストの獲得や派閥争いに明け暮れている人は多いんです。

――一分野を築いた人は、自分自身の内面に何らかのモラルを持っているように思いますが……。

光岡 そういう意味では、研究の分野だけに限った話ではないのではないのかもしれませんね。

「私は、研究者としてこのうえなく幸福な生涯を送ってきました」

――60年もの研究生活を振り返って、いまどんな感想をお持ちでしょうか？

光岡 私は、研究者としてこのうえなく幸福な生涯を送ってきました。自分がやりたいことに打ち込める環境が用意されていましたし、それを助けてくれる人もたくさんいました。自分自身の努力もさることながら、そこには天の助けがあったのだと感じています。

――天の助けというのは……。

光岡 うまく表現できませんが、理屈抜きにそう思える感覚が、私の中にはずっとありました。おかげで何の迷いもなく、自分の仕事に打ち込むことができたのです。

――そうした心境でいられるようになったきっかけについて伺いたいのですが、先生は確か、中学4年の時に終戦を迎えられたわけですよね？

光岡 そうです。その少し前に父が急死したこともあり、伯父の援助で高校に進学したのですが、なかなか将来が定まらない。

――将来に対する夢や目標はなかったんですか？

光岡 当時は漠然と、植物分類学のようなことをやりたいと考えていました。高校時代の恩師に、前川文夫先生というこの分野の大家がおられたことがきっかけだったのですが……。

――ただ、ハッキリと気持ちが定まっていたわけではなかった。

光岡　そうです。ですから、学校の勉強もろくにせず、人生に悩みながら家の近くの裏山を一人で歩き、思索にふけってばかりいました。そんな私に、自分の将来を決定づける大きな転機が訪れたのは、高校2年、18歳の早春の時のことです。あなたには何度かお話したと思いますが……。

――はい、栗山での回心のエピソードですね。

光岡　その日のことは80歳を過ぎたいまでもハッキリと脳裏に焼きついているのですが……。いつものように市川（千葉県）の家を出て、裏山から国府台の方向へ散策していた時のことです。国府台の浄水場（栗山浄水場）近くの木漏れ日が差し込んでいる森に入って考え込んでいる時、そこで忽然と天の声を聞いたんです。

――その天の声について、次のように話されていますね。

「人はそれぞれ容姿も性格も能力も、生まれた環境も時代も違う。しかし、それは生まれながらに与えられたものであり、それぞれその運命を受け入れて生きていくしかない。

不平等や不公平に感じることがあっても、それに耐え、自分の個性を伸ばし、他人の個性は尊重する。そうやって将来の夢に向かって真っ直ぐに生きていくことこそ人生である……」

光岡　そうです。啓示と言い換えてもいいのかもしれませんが……。

「最初にひらめきがあり、それを丹念に検証していくんです」

――それは自分が思うこととは違うんですか？

光岡　自分でそう思ったわけではありません。こうした言葉が一瞬にして降りてきたんです。その瞬間、私は感謝の気持ちで一杯になり、湧き上がってきた言葉を無条件で受け入れることができました。こうした不思議とも言える体験が、その後の自分の人生を根底で支えてくれる精神的な核になったんです。

——具体的に何か目に見える変化があったんでしょうか？

光岡　母親にむやみに反抗しなくなりましたし、勉強にも身が入るようになりました。ただ、自分の現実が劇的に変わったというわけではありません。大学受験には失敗し、1年間は中学の先生をしていました。当時は大学を出ていなくても、先生になれたんですね（笑）。

その後、大学に入ってからもすぐに進路が見つかったわけではありません。先ほどもお話したように、自分の将来がハッキリと定まったのは、大学院に進学して、腸内細菌の研究をするようになってからです。

——高校時代の夢だった植物分類学ではなく、細菌の分類や培養を始められたわけですね。

光岡　紆余曲折はありましたが、振り返れば一本の線でつながっていたんだなと実感できます。これは誰の人生でも、きっと同じことが言えるのでしょう。

――ただ、同じことが言えるはずなのに、そう感じられず、自分の道を見失ってしまう人も多いのかもしれません。

光岡　私の場合、栗山での回心があってから、この世界で自分が生きているということが無条件で受け入れられるようになっていたんだと思います。だから、私はつねに楽天的でいられました。それが研究者としての自信にもつながりましたし、創造力の源泉になっていたんだと思います。

――研究の際にも、まずひらめきがあり……。

光岡　そう、最初にひらめきがあって、そこで答えがわかっちゃう。これを仮説にして、一つ一つ丹念に検証していくんです。腸内細菌学の基礎はこうやって確立されていったんです。

「善玉菌が増えるのは『生きた菌が腸に届くから』ではありません」

――最後に健康の秘訣についてもお伺いしたいのですが……。腸内の善玉菌を増やす手段として、一般的にはヨーグルトの摂取がすすめられることが多いですが、これはどこまで効果があるんでしょうか？

光岡　ヨーグルトを食べると確かに善玉菌は増えやすくなります。ただ、それは「生きた菌」が腸まで届くからではないんです。

――そのことがよく強調されていますが……。

光岡　それは正しくはありません。生きた乳酸菌（ビフィズス菌）が腸まで届き、増殖するということは普通はないのです。

――生きた菌であるかどうかは、腸内フローラを改善する決め手とは言えないわけですね。

光岡　そうです。生きた菌であろうと死んだ菌であろうと、関係はありません。腸内に菌が運ばれると、その菌の体に含まれる成分（菌体成分）によって腸内に集まっている免疫細胞が刺激されます。

その結果、免疫活性によって体全体のホメオスタシス（恒常性）が安定し、機能性が高まる効果が期待できるんです。腸内フローラの改善は、そうした生体活性の一部としてとらえるといいでしょう。

――「生きた菌」ばかりが強調されてきたのはなぜなんですか？

光岡　それは、「生きた菌が腸まで届く」と言ったほうが、「悪玉菌」の増殖が抑えられるというイメージがあり、説得力があると考えられてきたからでしょう。国内外の研究者のなかにもそう信じている人が多いのですが、先ほどお話ししたように、学問的には正しくはないんです。

――実験して検証されているわけですよね。

光岡　そうです。

――では、「死んだ菌でもいい」ということを一般の人に伝える意味はどこにあるんでしょうか？

光岡　死んだ菌でもいいとなると、長期間発酵させた乳酸菌生成物を加熱処理して、錠剤などで摂ることもできるようになります。ヨーグルトが200ミリリットルで20億個程度の乳酸菌（ビフィズス菌）が摂取できるのに対して、乳酸菌生成物を製品として加工すれば、わずか数グラムで最大1～2兆個の摂取が可能になります。

——製品というのはサプリメントのことですね。サプリメントと比べたら、ヨーグルトではずいぶん効率が悪いことがわかりますね。

光岡 最近の研究では、1日2兆個の大量摂取で潰瘍性大腸炎が改善されたという海外の報告例もあります。これだけの量の乳酸菌をヨーグルトで摂取しようとすると、ゆうにバケツ一杯分は必要になってしまいます。

——確か、ヨーグルト研究のパイオニアであるイリヤ・メチニコフ（注20）は、百年前に300～500ミリリットルの摂取をすすめていたと思いますが……。

光岡 目安としてそう述べていますが、確実なことを言っているわけではあり

注20…1845～1916年。ヨーグルの不老長寿説を唱えたロシアの生物学者。白血球の食菌作用の研究でノーベル生理学・医学賞を受賞。

ません。どれほどの乳酸菌を摂取すれば腸にプラスの影響が与えられるのか、現在でもハッキリ研究されているわけではないんです。

――ヨーグルトの場合、砂糖が入っているものも多いですしね。

光岡　死菌でも効果があるのですから、本当はカルピスのような殺菌加工した乳酸菌飲料でもいいのですが、砂糖がたくさん入っているのであまりおすすめはできません。

「頭で難しいことを考える前に、まず腸に目を向けてください」

――こうして考えると、スーパーで山のように売られているヨーグルトも、無条件に健康にいいとは言い切れないんですね。

光岡 まあ、私自身も30年以上実践していますが、加糖していない無脂肪タイプのヨーグルトを、毎日一定量いただくことは悪いことではありません。ただ、ヨーグルトに限ったことではありませんが、一つの食品に過剰な効果を求めたりせず、腸に優しい食品を幅広く摂ることが大前提です。

――具体的にはどんな食事をすすめますか？

光岡 動物性タンパク質は「悪玉菌」のエサになりますから、やはり肉類の摂取はなるべく減らしていったほうがいいでしょう。そのうえで野菜や果物、海藻などの植物性食品をたっぷり摂るようにする。こうした植物性食品をおすすめするのは、「悪玉菌」を繁殖させる腸内の腐敗物質を排泄しやすくする食物繊維が豊富なものが多いからです。

――先生はオリゴ糖の研究開発にも携わってこられましたよね？

光岡　糖には様々な種類がありますが、オリゴ糖の良いところは大腸で「善玉菌」のエサになる性質があるということです。また、摂取しても人間の持っている消化酵素では消化されないため、腸から吸収されず、血糖値の急激な上昇が抑えられるという利点もあります。

——とりあえず、家庭で使っている白砂糖をオリゴ糖に変えるだけでも、体にはプラスになりそうですね。

光岡　食べ物を栄養素の種類や量だけでなく、腸内細菌との相性でとらえ直すことが大切です。何をどれだけ食べればいいのか、まずおなか（腸）に聞くようにすること。便がどれだけ硬いか、臭いにおいがどれだけするかも、腸内フローラの状態を知る目安になります。

——お腹（腸）に常在している菌たちが答えを教えてくれるわけですね。

光岡　そうです。頭であれこれと難しいことを考える前に、まず腸に目を向け、菌たちと対話することからはじめてください。それが、健康にすごしていくための一番の秘訣と言えるでしょう。

――先生、長時間のインタビューどうもありがとうございました。また機会を見つけて、ぜひお話を伺えればと思っております。

光岡式・腸内フローラを改善する食べ方

「善玉菌」をたっぷり補給する

・ヨーグルト、味噌汁、キムチ、ぬか漬け、納豆、甘酒など

・乳酸菌サプリメント、酵母菌ドリンク（酵素飲料）

※「生きて腸に届く」ことより「菌の数」が影響（加熱調理も可）。

※食品中の「善玉菌」（＝乳酸菌、酵母菌、麹菌など）が免疫活性をうながす。

「善玉菌」のエサを不足させない

・季節の野菜、果物、海藻など（和食をベースにした献立）

・オートミール、大麦（押し麦、丸麦、もち麦）など

※「善玉菌」のエサ（食物繊維・オリゴ糖）を意識して摂取する。

※腸を整える食事は「動物性 ＜ 植物性」が基本。

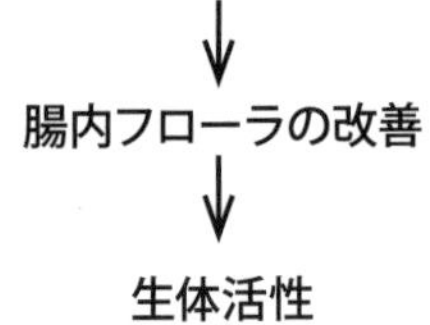

腸内フローラの改善

生体活性
（腸が元気になれば、体も元気になる）

大事なのは、様々な種類の菌を含んだ発酵食品を満遍なく摂り、腸の免疫機能にたえず刺激を与えること。便秘などがひどい時は、大量の乳酸菌を一度に摂取できるサプリメントもすすめられる。また、加工食品を減らし、未精製の穀類を増やすことで、食物繊維やオリゴ糖の摂取も増やしたい。

インタビュー②
ヨーグルトって本当に体にいいんでしょうか？

「一つの食品だけで健康になれることはありません」

――先生、世の中には「○○○を食べれば健康になれる」といった話がとても多いですよね？　たとえば、発酵食品の代表であるヨーグルトに関しても、同じような質問を受けることが多いんです。「ヨーグルトって、本当に体にいいんでしょうか」って。

光岡　一つの食品を摂っただけで健康になれるということはありませんよ。

――ヨーグルトを食べると腸内環境が改善されると言われていますね？　こちらについてはどう考えればいいでしょうか？

光岡　腸内環境が改善されるということは、腸内の「善玉菌」の働きが優勢になるということです。「善玉菌」というのは私が便宜的に名づけたもので、ヒトの腸では乳酸菌の一種、ビフィズス菌が該当すると考えてください。要するに、ヨーグルトを食べるとこの善玉菌=ビフィズス菌が増えるのかということだと思いますが、単純に「はい、そうです」とは言えないですね。

——増えるかどうかという点で言えば……。

光岡 生きた菌が腸まで届いて、そこで増殖するということは普通はないですから。それは実験でも検証しています。

——「生きた菌が腸に届いて増えるのではない」んですね? この話だけでもビックリする人は多いと思いますが……。

光岡 正確には、生きて届くかどうかはあまり重要ではないということです。ヨーグルトが体にいいとされるのは、別のメカニズムで考えなくてはいけない問題です。

――「生きた菌が腸で増えるわけではない、だからヨーグルトなんて摂っても意味はない」……そう簡単に言えるわけでもない？

光岡　そう結論付けてしまうのは単純すぎます。

――簡単に白黒つけるのをやめにしたほうがいいということですね。

光岡　はい。そのほうが安心できるのかもしれませんが、現実はもう少し複雑です。まず、乳酸菌の種類について考えてみたいと思うのですが……。

――ヒトの腸内に生息している「善玉菌」は、主にビフィズス菌であるわけですよね？

光岡　そうです。私が研究を始めた当初（１９５０年代）は、ビフィズス菌は赤ちゃんの腸内にしか生息していないと思われていたのですが、その後の研究で、大人の腸内でもたくさん生息することがわかってきました。

これに対して、他の動物の腸内に多数生息している乳酸菌は、ビフィズス菌ではなく、ラクトバチルス（乳酸桿菌）という菌です。同じ乳酸菌でも、種類がまったく違うんです。ですから私は、ヒトを「ビフィズス菌動物」、ほかの動物を「ラクトバチルス動物」とも呼んでいます。

――先生は、腸の健康を保つためにはビフィズス菌が腸内細菌の20％ほどの割合で棲息している必要があるとおっしゃっていますね？

光岡　そうです。大人の場合は20％くらいが目安です。逆にこの割合が落ちてくると「悪玉菌」の繁殖がさかんになり、便がとても臭くなります。もちろん、健康レベルも低下していくでしょう。

――ヒトの腸内で大事なのはあくまでも「ビフィズス菌」ということですよね？

「ヨーグルト＝ビフィズス菌」とイメージする人が多いかもしれませんが、すべてのヨーグルトにビフィズス菌が含まれているわけでは……。

光岡　ないですね。ヨーグルトは乳酸菌を使って牛乳を発酵させたものですが、ビフィズス菌以外の乳酸菌を使っている場合が多いのです。

たとえば、明治乳業が日本で最初にプレーンヨーグルトを販売したのは、1971年だったと思いますが、これはブルガリア菌といってラクトバチルスの仲間なんです。正確には、ラクトバチルス・ブルガリア・ブルガリクスと言うのですが、健康にいいというイメージを伝えるため、「ブルガリア・ヨーグルト」という名前がついています。

――ああ、そうだったんですね。

光岡　ヨーグルトの健康効果については、すでに百年ほど前、イリヤ・メチニコフが「ヨーグルトは体にいい」と言っているわけですね。メチニコフの説は、「ブルガリアに長寿者が多いのはなぜか」というところから始まったんです。それで、ヨーグルトをたくさん摂っているからだろうと、そうした仮説を提唱して、ヨーグルトを健康食としてすすめていたわけです。

「ヨーグルトの乳酸菌は、腸内に棲んでいる菌と同じではありません」

――ブルガリア・ヨーグルトという名前は、このメチニコフの研究にあやかったものであったわけですね。ただ、使っているブルガリア菌はヒトの腸内に棲んでいる菌ではない……。ということは、ブルガリア・ヨーグルトを食べても腸内のビフィズス菌が増えるというわけではない？

光岡　いや、そうとは言えません。確かにビフィズス菌を使ってはいませんが、ヨーグルトを摂ること自体は「体にいい」ことなんです。

――ややこしく感じてしまうかもしれませんが、ここは大事なポイントですね。このあたりは後で詳しく検討していくとして……では、ヤクルトのような乳酸菌飲料はどうでしょうか？　「生きた菌が腸まで届く」とテレビのＣＭなどで言われてきましたが……。

光岡　ヤクルトもビフィズス菌は使ってないですよ。「ラクトバチルス・カゼイ・シロタ株」って言っているでしょう？

――はい。言っていますね。

光岡　ビフィズス菌ではないでしょう？

――ああ、確かにラクトバチルス（乳酸桿菌）ですね。では、仮に生きたまま腸に届いても……。

光岡　生きた菌が腸に届くのがいいと企業が言うのは、そうした菌が腸内で増殖して、棲みつくことが、腸の健康に好影響を与えると考えているからですが、私が調べたところ、いくら飲んでも増殖はしない。

ラクトバチルスは耐酸性があるので生きたまま腸を通過して便から検出されますが、それも飲むのをやめると間もなく無くなってしまう。つまり、腸には定着しない。研究を続けていくなかで、そういうことがわかってきた。それは学会でも発表しています。ただ、それを言っても、みんななかなか理解しないんですね。

――ヒトの腸内でビフィズス菌が最優勢であるということが、ある程度認知されるようになったのはいつぐらいですか？

光岡　学会で認知されるようになったのは、60年代に入ってからです。

――じゃあ、知っている人は知っていた。でも、ヤクルトは使用している菌をビフィズス菌に変えているわけじゃないですよね。

光岡　「ビフィール」や「ミルミル」という商品はビフィズス菌を使った発酵乳ですが（※現在は「ミルミル」のみ販売）、「ヤクルト」はラクトバチルスを使っていますから。

――じゃあ、健康にいいと言っている根拠は？

光岡　ですから、健康にはいいんだと思いますよ。ただ、いかにも投与した菌が増えているからいいんだと言わんばかりでしょう？　そこはちょっとおかしい。菌が増えるから健康にいいんじゃないんです。別のメカニズムです。

「最初、腸内細菌のことは何もわかっていませんでした」

――「生きた菌が腸に届く」というといかにも健康と関係がありそうに思えますが、それは一つのイメージでしかないわけですね。

光岡　それだけ腸内細菌のことがわかっていなかったんです。

――先生が研究に着手されることで、事実上、この分野が切り開かれていったわけですから、わかる気がします。ご研究の過程でいろいろあったんですね。

光岡　そうです。たとえば、ヤクルトの話で言えば、当初は「ラクトバチルス・アシドフィルス・シロタ株」と呼んでいたんです。

――いまは「ラクトバチルス・カゼイ・シロタ株」でしたよね？

光岡　当時は同じラクトバチルス（乳酸桿菌）でも、カゼイ菌ではなく、アシドフィルス菌を使っていると、ヤクルトは認識していたんです。

――少し整理しましょう。カゼイ菌もアシドフィルス菌も乳酸菌の仲間ですが、ヒトの腸内に生息しているビフィズス菌とは種類が違うわけですね。

光岡　そうです。ラクトバチルスの仲間は、ヒト以外の動物の腸内に多く生息しているんです。

――で、ヤクルトが売り出された初期の頃（１９５０年代）は、そのラクトバチルスの種類自体を間違って認識していたと……。

光岡　誤解しないように言えば、当時、大人の腸内ではビフィズス菌ではなく、アシドフィルス菌が優勢であるというのが常識だったんです。

当時の教科書にもそう書いてありましたから、ヤクルトはそれを信じて、大人の腸にはアシドフィルス菌がいいからと開発に取り組み、「ヤクルト」という商品を出したんです。

――ただ、現実にはアシドフィルス菌でもなかったと……。

光岡　私が大学にいた時、ラクトバチルスの分類を研究していたため、「ヤクルトの菌を見てくれ」と教授に言われたのですが、調べてみるとアシドフィルス菌じゃなく、カゼイ菌でした。

でも、私もまだ若かったから、誰も言うことを聞いてくれない。「そんなことはありえない。光岡は別の菌と見間違えたんだろう」とね。ですから、ヤクルトも別の大先生の意見を聞いて、「アシドフィルス・シロタ株」ということでずっとやっていたんです。それが１９５８年くらいのことです。

――ビフィズス菌が腸にいいかどうかを考える以前のところで、いろいろ混乱があったんですね。

「腸内細菌の研究が進むことで法律も変わりました」

光岡　それで、この5年後くらいに留学したベルリンで「日本ではこれをアシドフィルスと言っているけど、違うだろう？」と聞いたら、「これはおまえの言うとおり、カゼイだ」と言われました。そこでやっぱり違うと確認した。

ヤクルトから連絡があったのは、ドイツから帰ってきた翌年（1967年）のことです。「先生はうちの菌はアシドフィルス菌じゃないと言っていましたけど、本当はどんな菌なのですか？」と。そこで「カゼイだ」と答えたんです。

当時、ヤクルトは海外に進出しようとしていたんですが、その過程でイギリスに菌が送られて、私の知っているシャープという分類学の研究者に同じことを指摘されたんですね。で、「すぐに直しますから、先生言わないでください」って言う（笑）。

――まあ、わかっていなかったわけですから仕方ないですよね。

光岡　でも、同じ年の細菌学会で、「ヤクルトは人腸乳酸菌で作っている。アシドフィルス・シロタ株は非常に健康にいい」と科学映画まで上映したものだから、これはけしからんと。

私はすでに日本の発酵乳、乳酸菌飲料に含まれている乳酸菌をすべて調べていて、ヤクルトにもほかの乳酸菌飲料にもアシドフィルス菌がいないことはわかっていました。にもかかわらず、直さないから、全部データを公表しました。そうしたら世の中は騒然とし出した。

——騒然とした（笑）。すごい話になってきました。

光岡　なぜかと言うと、厚生省がつくった乳等省令という法律があって、発酵乳や乳酸菌飲料を作るときはこれを守らなければならなかったわけですが、当時はビフィズス菌じゃなく、アシドフィルス菌かブルガリア菌を使うことを義務づけていたんです。

つまり、ブルガリア菌とアシドフィルス菌が発酵乳を作る菌として大手を振って歩いていた。そこで、私の先生である越智勇一先生が間に入って、法律を変えたんです。その結果、菌種を決めることはやめて、乳酸菌と酵母を使って作ったものが発酵乳、乳酸菌飲料ということになった。この乳酸菌のなかに、ビフィズス菌もブルガリア菌も、アシドフィルス菌、カゼイ菌もすべて含まれているわけです。

——このときに改正した法律がいまも通用している？

光岡　そうです。そうしないと、それまで売られたヤクルトはカゼイ菌を使っているから食品衛生上、違反になってしまいます。改正されたので違反にならない（笑）。

——ヤクルトは、これを機にカゼイ菌だと改めたんですか？

光岡　そうです。「アシドフィルス・カゼイ・シロタ株」ということになったんです。まあ、菌株保存センターの菌種を調べても、本当のアシドフィルス菌でないものをそう呼んでいた時代でしたから、仕方ないとも言えますが……。

——各メーカーも、この法律をもとに製品を販売するようになったんですね。

光岡　それまでは日本の機関では乳酸菌の正確な分類ができなかったんです。私がそれを発表したら、どうやってアシドフィルス菌じゃなくてカゼイ菌だってわかるのか講演してくれと言われて、学会で講演したりしました。

そしたら、私のところに習いに来ましたよ。各メーカーからそれぞれ研究員を派遣してね。それで、アシドフィルス菌とカゼイ菌では、この糖分解が違うでしょ、発育温度も違うでしょ、ということを全部教えてあげたんです。ビフィズス菌についても、ビフィズス菌ではあるけどもこれはヒトの腸内にいるものではないとか、いろいろと細かくね。

——なるほど。そうやって、少しずつ先生の腸内細菌の研究が広まっていって、メーカーの認識も変わっていったわけですね。

「『生きた菌』でも『死んだ菌』でも効果は変わりません」

――では、生きた菌が腸に届き、ビフィズス菌が増殖するわけではないとすると、ヨーグルトの乳酸菌は腸にどう作用するんでしょうか?

光岡　結論を言えば、生きた菌でも死んだ菌でもいいんです。「ヨーグルト不老長寿説」を唱えていたメチニコフも、いまから百年も前に出版した本（『The Prolongation of life』）のなかで、加熱殺菌したブルガリア菌の入ったエサをハツカネズミに与えたところ、生きた菌を与えた場合とほとんど同じように生育したと書いています。

――ヨーグルト研究の開祖みたいな研究者が、百年前の段階で「菌が生きているかどうかは重要でない」と認識していたんですね。では、生きた菌が腸内で増えないとして、ヨーグルトが体にいいと言われている理由はどこにあるんでしょうか?

光岡 ヨーグルトを摂ると、自分が持っているビフィズス菌が増えるんです。

――それは摂取したヨーグルトに含まれる乳酸菌の影響ですか?

光岡 ヨーグルトの乳酸菌には腸管の免疫を刺激し、活性化させる力があるんです。具体的には、小腸の上皮細胞に備わっている自然免疫のレセプター(注21)が乳酸菌の菌体成分に反応し、活性がうながされると考えられています。小腸に待機している白血球も、同様のプロセスで活性化します。

――それは生きた菌、死んだ菌にかかわらず?

注21…Toll様受容体(Toll-Like Receptor)と呼ばれ、1998年、大阪大学の審良静男氏のグループにより10種類ものレセプターの全容が解明された。

光岡　そうです。先ほどもお話したように、死んだ菌でも構わないのです。

――細かくお伺いしますが、それはビフィズス菌でなくても構わないんですか？　つまり、ヒトの腸内に棲んでいないブルガリア菌やカゼイ菌でも？

光岡　生きた菌が腸内で増えることが目的ではないですから、それも関係はないでしょう。それぞれのヨーグルトに特徴はあるでしょうが……。

――このあたりの事実が明らかになってくると、これまでのヨーグルトに関する定義などもいったん見直す必要が出てきますね。具体的には、ヨーグルトは「プロバイオティクス」と呼ばれる機能性食品に分類されていますよね？　ご著書から引用すると、プロバイオティクスとは、

「腸内フローラのバランスを整え、宿主の健康に寄与する生きた細菌や酵母。ヨーグルトや乳酸菌飲料、ぬか漬け、納豆など」

となり、この定義も現実とかみ合わなくなってくると思うのですが……。

光岡 じつはそうなのです。プロバイオティクスは「生きた菌や酵母」と定義されていますが、生きた菌、死んだ菌に限らず腸内フローラ（腸内環境）に好影響を与えることがわかってきたわけですから、新しく定義づけしたものが必要になります。

後述しますが、それが私の提唱する「バイオジェニックス」です。

「腸内環境だけでなく、体全体の健康レベルを高めるんです」

――正確に言うと、ヨーグルトのように腸内フローラに好影響を与える「生きた菌や酵母」（プロバイオティクス）のほかに、オリゴ糖や食物繊維のような「栄養成分」もありますね？

光岡　そうです。こちらは「プレバイオティクス」と呼ばれています。

――紛らわしいですが、プロバイオティクスではなくプレバイオティクス、「プロ～」ではなく「プレ～」ですね（注22）。

光岡　ええ。プレバイオティクスのほうは、腸内に棲みついている善玉菌の増殖をうながす難消化性の食品成分のことだと考えればいいでしょう。わかりやすく言えば、オリゴ糖も食物繊維も腸で消化されず、そのまま善玉菌（乳酸菌）のエサになり、その増殖をうながしてくれるわけです。

――これまではプロバイオティクスとプレバイオティクスという二本柱で、「腸内環境を整える食品」が分類されていた。でも、その分類自体が成り立たなくなってきたのだと……。

注22…プロバイオティクス（probiotics）は、「共生」を意味するプロバイオシス（pro 共に、biosis 生きる）が語源であるのに対し、プレバイオティクス（prebiotics）は、先立って（＝pre）摂るものという意味がある。

光岡 理屈のうえでもそうなるでしょう? だから私は、こうした定義に代わる「バイオジェニックス」という概念を提案しているんです。これは、「腸内の免疫を刺激するなどして、体全体に作用することで生活習慣病や老化を防止する成分」ということになります。

――このバイオジェニックスという概念を導入すると、「腸内環境を整える食品」の意味も違ってくる気がします。

光岡 腸内環境を整えるだけでなく、体全体の健康レベルを高める……そうとらえると、サプリメントで販売されている乳酸菌生産物質はもちろんですが、植物性フラボノイド(ファイトケミカル)、不飽和脂肪酸のDHAやEPA、アミノ酸の結合体である生理活性ペプチドなどの成分も該当してきます。そうした食品の摂取を増やしていくことが腸の健康を高め、免疫系、神経系、内分泌系などを活性化させるカギになってくるわけです。

腸の健康は体の健康につながっている

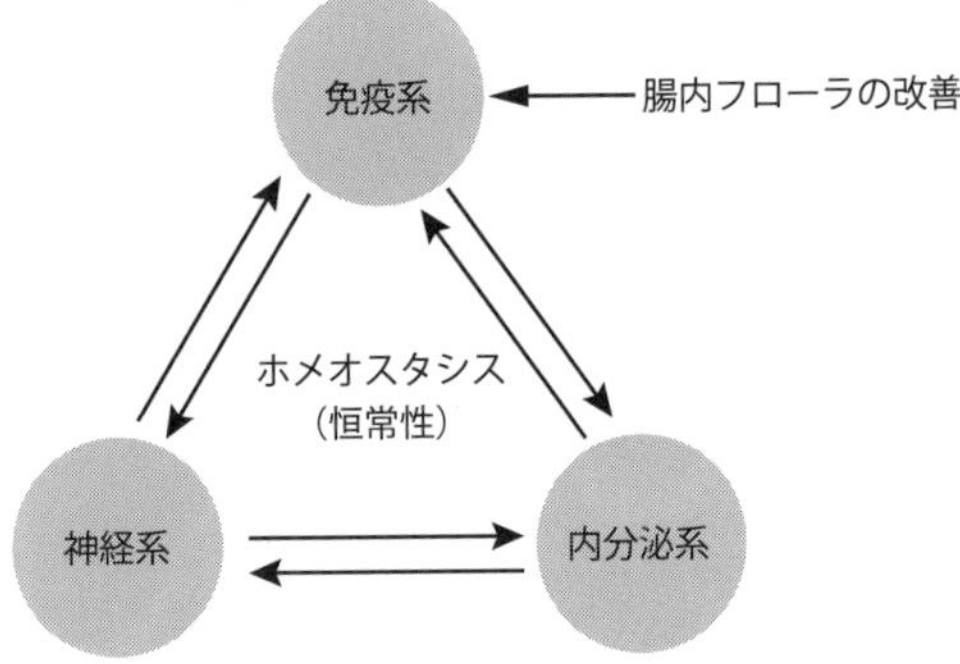

腸内フローラの改善によって免疫系の活性をうながされると、神経系、内分泌系の働きを介し、その影響は全身の健康に及んでいく。

――なるほど、面白いですね。単にヨーグルトやオリゴ糖を摂れば健康になれるというのではなく、様々な成分を摂ることで体全体の健康レベルを高めていくということですね。これは、サプリメントを効果的に摂取する際のヒントにもなりそうな気がします。

光岡　それはなるでしょう。

――ただ、残念ながら現状では、まだプロバイオティクスとプレバイオティクスの考え方が一般的ですよね。

光岡 ええ。商品にも絡んできますから、これまでやってきたことを急に変えるのは難しいのでしょう。でも、科学的に正しい定義とは言えません。

「菌の成分（死骸）が腸に届きさえすればいいのです」

――ところで、こうした研究のきっかけの一つに「カルピス」という、おなじみの乳酸菌飲料が関係していると伺ったことがありますが……。

光岡 そうです。カルピスの歴史も古いですが、乳酸菌を殺菌して使用しているところがヤクルトやヨーグルトとは大きく違います。

――プロバイオティクスの定義からはみ出てしまうわけですね。

光岡　ええ。ですから、死菌でも健康にプラスの効果があるかどうかということが、彼らにとっては重要なことだったんです。そこで、死菌（殺菌乳酸菌）にも効果があるのか、カルピスの依頼でマウスを使った実験をしたんです。1970年頃のことです。

その結果、マウスに殺菌乳酸菌飲料を加えたエサを与えると、普通の固形飼料を与えた場合より延命作用や抗ガン作用がずっと高いことがわかりました。しかも、マウスの腸内フローラ（腸内環境）を調べると、ビフィズス菌の菌数そのものが増えているんです。

――なるほど。こうした実験を通じて、「菌が生きているかどうかは重要ではない」ということがわかってきたわけですね。

光岡　誤解のないように言えば、ヨーグルトなどで生きた菌を摂った場合でも、菌の成分（死骸）が腸に届きさえすればいいのです。そうすれば、腸管の免疫が刺激され、結果として長寿につながることになります。

――そう考えると、乳酸菌の種類よりも、腸に届く菌の数のほうがずっと大事だと言えそうですね。この点については次の回に詳しくお伺いしていきますが、カルピスって、糖分の量が多すぎではないですか?

光岡 多いですね。カルピスは甘いから健康には良くないと、メーカーサイドにはずっと言ってきました。でも、「初恋の味」ということでやってきましたから、なかなか味は変えられないようです。

――殺菌乳酸菌の効果を考えると、ちょっともったいない気がしますが……。まあ、嗜好品として考えればいいんでしょうね。

光岡 ヤクルトにしても糖が多くて甘いですからね。あれ以上量を多くすると高血糖のリスクが高まってしまいますが、かといって、菌数を多く摂ることを考えた場合、あれでは全然足りないわけです。

――なるほど。商品として成り立たせようと考えると、健康効果が充分に活かせないことが多いんですね。いろいろと難しいですね。先生、長時間のインタビュー、ありがとうございました。

インタビュー③

「どう食べるか」が生き方を変える第一歩です

「食べ物に含まれる乳酸菌の数が問題になるんです」

――生きた菌、死んだ菌に限らず、一定の数の乳酸菌を摂取すると腸内の免疫が刺激され、それが腸内環境を改善したり、体全体の健康に結びついたりする。これが、先生の研究によってわかってきたヨーグルトが体に及ぼす影響、つまり健康効果ということですね。

光岡　そうです。生きた菌にこだわる必要がないので、従来のプロバイオティクスという概念が当てはまりません。そこで新たに「バイオジェニックス」という概念を提唱するようになったのです。

――要は、ヨーグルトに含まれる乳酸菌の死骸（菌体成分）が腸を刺激するということですね？　ということは、どれくらいの量を摂ればいいかが問題になってくる気がします。

光岡 正確に言えば、量というよりも菌の数ですね。

――なるほど。では、ヨーグルトをどれくらい摂れば腸内の免疫が効果的に刺激されるんでしょうか？

光岡 そうした実験はされていないと思います。これからの課題でしょう。

――ヨーグルト研究のパイオニアであるメチニコフは、確か1日300～500ミリリットルの摂取をすすめているんですよね？

光岡 ええ。ただそれも明確な根拠があって言っているわけではありません。経験的にそれくらいの量をすすめていたんだと思いますよ。

――500ミリリットルのヨーグルトというとかなりの量ですが、そこにどれくらいの乳酸菌が含まれているんですか？

光岡　市販のヨーグルトやヤクルトのような乳酸菌飲料には、１ミリリットルあたり１０００万個以上の乳酸菌が含まれています。法律（乳等省令）でそう定められているので、それ以下のものはヨーグルト（発酵乳）や乳酸菌飲料としては販売できないんです。５００ミリリットルのヨーグルトでは50億個ということになりますね。

――数字だけ見るとすごく多そうに感じますが、腸内細菌の総数が百兆・五〇〇種類くらいなんですよね？　百兆の菌に対して50億は多いのか、少ないのか？その点はハッキリわかっていないということですね？

光岡　わかってはいません。少なくとも腸内の「善玉菌」がそれで増えるということはない。ビクともしないでしょう。繰り返しますが、死菌（菌の成分）が免疫を刺激する、その結果、善玉菌が増える可能性があるということです。

「体にいいものであっても、好きだから食べるでいいんですよ」

――ちなみに、先生はヨーグルトを一日どれくらい摂っておられるんですか？

光岡　私は２５０ミリリットルくらいでしょうか。ドイツに留学した１９６４年以来、毎日の習慣としてヨーグルト食はずっと続いています。

――そうしたヨーグルト食によって腸内環境が改善された、つまりお通じが良くなるとか、便のにおいがなくなるとか、そういう効果を体感された。だから、何十年にもわたって続けてこられたわけですね。

光岡　そうです。ただ、あくまで個人差はあります。量については自分で確かめなければなりません。それから、食事の内容もとても重要です。ヨーグルトさえ摂れば健康になれるわけではないですから、その点を勘違いしてはいけません。

――仮に250ミリリットルだとしても、毎日食べるのは大変だ、飽きるという人はいますよね。そういう人が無理やり「体にいい」と続けても、あまり効果があるとは思いません。

光岡 体にいいものであっても、好きだから食べるということでいいんですよ。嫌なら摂らなければいい。

――ところで、菌の数が重要ということで言えば、いわゆるサプリメントで乳酸菌を摂取したほうがいいことになりますね？　一般的には乳酸菌製剤、乳酸菌生成物質などと総称されているサプリメントのことですが、小さなカプセルのなかに1～2兆個の菌が含まれていると聞いたことがあります。

光岡 正確な菌数はわかりませんが、そのくらいのものもあるでしょう。

——実際、効果はあるんでしょうか？

光岡　私の知る限り、イタリアのギオンチェティという学者が、潰瘍性大腸炎の患者に1日2兆個ものプロバイオティクス（乳酸菌製剤）を摂取させることで効果が得られたという報告はあります。

——プロバイオティクスということは、この学者は生きた乳酸菌を使ったサプリメントを患者さんに投与したということですね。サプリ＝死菌を使用というイメージが漠然とあったのですが、そうではないんですね？

光岡　詳しく言えば、死菌や菌の分泌物を使ったサプリメントが乳酸菌生産物質、生きた菌を凍結乾燥させてカプセルに閉じ込めたものが乳酸菌製剤と呼ばれています。前者は生きた菌を使わないので、一般的に知られている「プロバイオティクス」ではなく、私がいう「バイオジェニックス」に該当すると考えればいいでしょう。

「たくさんの乳酸菌を摂るにはサプリメントがおすすめです」

――なるほど。生きた菌でも死んだ菌でも、どちらでもサプリメントは開発できるのだと。いずれにせよ、そうしたサプリを摂ったほうがヨーグルトよりはるかに効果はあるはずですよね？　菌の数が重要であるわけですから……。

光岡　そうですね。サプリメントとしては高額ですが、先ほどの潰瘍性大腸炎のように特定の疾患を抱えた人などは試す価値があるでしょう。症例自体はかなりありますし、カプセルや錠剤などで飲めますから、毎日摂っても飽きるということもありません。

――大手の乳業メーカーは、こういうサプリメントの開発をしないんですかね？そうすれば、価格も下がっていくと思うんですが……。

光岡　自分のところの商品とバッティングしてしまいますから、おそらくあまり手はつけないでしょう。

——バイオジェニックス系のサプリメントを作っているのは、中小規模の健康食品メーカーが多いと思いますが、十分なエビデンスも取れないですし、不利なところはあるかもしれません。

光岡　そうでしょう。だから研究がなかなか進まないという問題もあります。ところで、ヨーグルトにはもう一つ問題がありました。たくさん摂ったほうがいいんですが、脂肪の量が多いんです。

——先生は、ヨーグルトをたくさん摂るなら低脂肪のものにするべきだと、ずっと言ってこられたわけですよね？

光岡　そうです。私はずっと以前から低脂肪のヨーグルトを開発するべきだと言ってきました。それがようやく実現し、いまでは低脂肪のヨーグルトも普通に販売されるようになりましたが……。

牛乳や乳製品は3パーセントが脂肪ですから、100ミリリットル摂ると3グラム、私のように250ミリリットル摂れば7・5グラムです。こうなると、さすがに動物性脂肪の摂りすぎでしょう。

――もちろん、プレーンがおすすめですね？

光岡　ええ。ヨーグルトは本来、砂糖を入れずにプレーンで摂るものです。甘みが欲しい人は、オリゴ糖を加えたり、果物などと一緒に食べればいい。私も、毎朝そうやっていただいていますよ。

「自分の体に合っているかどうか、便の状態を基準にすることです」

――朝の定番をもう少し詳しく教えていただけますか？

光岡　無脂肪のプレーンヨーグルト250ミリリットルにブルーベリーやサイリウム、イサゴール（ともに天然の食物繊維）などを入れていただいていますね。ほかに小さなパンを一つ。市販の野菜ジュースを1パック。

――このあたりは各自で工夫するといいかもしれないですね。

光岡　そうです。私の食事を参考にしても構いませんが、それが自分の体に合っているかどうか、便の状態を基準にすることです。毎日便があるかどうか、便の状態がどうかで、腸の健康状態は判断できますから。

——おなかに優しいものを摂っていたとしても、便の出が悪かったり、においがきつかったり、硬かったりしたらどこかに問題があるということですね。

光岡　そう。毎日、排便するというのが大事なことです。

——その便も、においが強かったり、硬かったりしたら、何か問題があるのだと。みんな便はにおうものだと思っていて、「乳酸菌系の、すっぱいにおいになる」と言っても、信じない人もいるんです。要は、腐敗しているか発酵しているかの違いですよね。

光岡　腐敗というのは、pH8以上のアルカリ性で起こるものなのです。それが、pH6・0以下の酸性になると腐敗菌（悪玉菌）が発育できないような腸内環境になる。腐敗菌の代わりに、乳酸菌などの善玉菌が多くなるんですね。乳酸菌が多いと、腸内で腐敗菌は増殖できないんです。

――発酵か腐敗か、つねにこの点をバロメーターにして体調をチェックすればいいわけですね。仮に体にいい食事をしているつもりでも、お通じが改善されなければ……。

光岡 何か原因があるんでしょう。日常のストレスも関与していますから、食べ物だけを変えても便通が良くならない場合もありますが、便の状態がその人の健康状態の目安となることは間違いありません。

いずれにしても、いまの自分の体調を知る一番簡単な方法ですから、便のチェックだけは毎日欠かさずにしてほしいですね。

「私も1週間に1~2回、不健康食を食べています」

――なるほど。では、肉類についてはどうでしょうか？ 腸内の悪玉菌のエサになる、つまり腸内環境を悪くする原因の一つと言われていますが……。

光岡　問題となるのは動物性のタンパク質ですね。牛肉のような血の多い肉にはミオシンというタンパク質の成分が含まれますが、あれが悪玉菌（大腸菌やウェルシュ菌など）のエサになり、腐敗をうながすんです。こうした腐敗がくさい便やおならの原因になると考えてください。

――肉を食べるなら豚肉や鶏肉のほうがいいということですか？

光岡　まあ、腸の健康を考えたら、肉類は1週間に1～2回程度がいいかもしれません。血管を強くしたり、体力をつけたり、プラスの面もありますから、私も1週間に1～2回くらい、こうした不健康食を食べています。

――不健康食（笑）。

光岡　時には好きなものを好きなように食べていいんです。だけれども、その後にまた健康食に戻る。この繰り返しがいいんです。

――先生がおっしゃる健康食とは、腸との相性がいい食べ物、腸内環境にプラスに働く食べ物ということですね。その場合、肉類よりも野菜や果物、海藻という考え方でいいんでしょうか？

光岡　基本的にはそうですが、体質が一人一人違いますから、肉が絶対にいけないというわけではありません。

日野原重明さん（注23）のように、もうすぐ百歳になろうとしているのに、週に2回くらいはステーキを食べるという人もいますしね。お酒にしてもストレス解消になりますから、いいワインを適量飲むのも悪いことではありません。赤ワインでしたら、魚や野菜よりステーキのほうが合いますよね（笑）。

――そうですね。頭で考えて食べてばかりいても、健康になれるわけではないですから、要は「おなか（腸）を基本にしましょう」ということですね。

注23…1911～2017年。医師、聖路加国際病院名誉院長。「生活習慣病」という言葉をつくり、予防医学や終末期医療の普及に尽くした。105歳で逝去。

光岡　「これは体に悪いんだけど……」なんて思いながら食べるのはダメ。美味しいと思って食べるからストレス解消にもなるんです。

――肉を頻繁に食べても長生きする人がいるということは、腸内の善玉菌（ビフィズス菌）があまり減らない人もいるということなんでしょうか？

光岡　もちろんいるでしょう。どちらにしても、自分自身の便をチェックすればいいわけですから、食べているものが自分の体に合っているか、すぐにわかるはずです。

「『吸収が遅い食べ物』が腸を元気にしてくれます」

――腸内で善玉菌のエサになるプレバイオティクス食品の一つに、オリゴ糖がありますね？　こちらは砂糖の代わりに調理に使うのが基本だと思いますが、腸内環境を整えるため、スプーンでそのままなめても構わないですよね？

光岡　構わないと思いますよ。オリゴ糖は甘みがありますが、血糖はほとんど上がりませんから。

――甘いと悪いイメージがある人もいますが、オリゴ糖の場合は血糖が上がらない、その点で砂糖とはまったく違うわけですね。

光岡　腸から吸収できないですからね。要するに、体内にオリゴ糖を分解できる酵素がないんです。そのため、摂取すると腸内に留まって、それが善玉菌のエサになる。結果として、腸内環境が整っていくわけですね。

——ヨーグルトが苦手な人は、オリゴ糖を利用するのもいいかもしれないですね。腸をマッサージしている専門家から聞いた話ですが、肉類ばかり食べている人は、腸の一帯が硬くなっていることが多いらしいんです。

光岡 腸が硬いというのは、便秘で便が硬くなっているのではなくて?

——大腸の下部(下行結腸やS状結腸のあたり)に便が詰まっているから硬いということもあるでしょうが、腸管自体のぜん動が鈍くなるらしいです。

光岡 それが事実としたら、おそらく消化しにくいものをあまり摂ってないからでしょう。腸の硬さが気になる人は、まず野菜をしっかり摂って、そのうえでサイリウムなどを補助的に摂るといいです。

――こうした肉の問題についてはイメージできるんですけど、粉物というか、パンやめん類などを食べても硬くなるようなんですね。

光岡　粉物だと、腸からみんな消化吸収されてしまうでしょう？　だから、腸内にカス（食物繊維）はほとんど残らない。玄米のような未精製の穀類を摂るようにしたら、腸内に残るカスがかなり多くなります。

――カスが多いほうが腸のぜん動も助けるし、腸内フローラをいい方向に形成するわけですね。では、逆にパンやめん類などを摂るときは……。

光岡　基本は野菜を一緒に摂ることです。それも、普段より多めに。

――確かにパンを食べたときのほうがお腹に張りがあり、硬い感じがするという人も多いですが、消化は速いんですね。

光岡　吸収しちゃうから。カスがないんですよ。

――肉にも食物繊維は含まれていませんから、吸収が速いわけですよね。「体にいいものは吸収もいい」という印象を持っている人が多いと思いますから、発想を逆にしないといけないんですね。

光岡　カスがあると腸を刺激するから、速く排泄しようとする。その結果、ぜん動がうながされ、お通じが良くなるんです。肉類は速く吸収されるからカスが少ない。その結果、ぜん動も鈍り便秘になりやすい。

――「悪玉菌」はその間に肉類のタンパク質を主なエサにして、勝手に増えていくんですね。

光岡　カスが少なくなって、しかも「悪玉菌」を増殖させる。そうなると、腸内の pH がアルカリ性になる。酸性になると腸ぜん動の刺激が高いからどんどん排泄されるのですが、アルカリ性だと刺激が少ないんですね。
だから、腸の健康を保とうと考えたら、腸内環境をアルカリ性にしないことが大事なんです。赤ちゃんは、すぐに便が出るでしょう？ 赤ちゃんの腸内にはビフィズス菌が多いから、健康体であれば酸性（弱酸性）の腸内環境になっているわけです。

「栄養価も大事ですが、腸の反応を無視しないようにしてください」

――その時代まで戻れないにしても、ある程度食事を整えることで……。

光岡 そう、赤ちゃんみたいにはなれないけど、カスを多くすることで排泄がスムーズになる。それが腸内環境を整える基本の一つ。腐敗が起きると、どうしても腸ぜん動が鈍ってしまいますから、年を重ねるほどに食事でのコントロールが重要になってくるのです。

――いまの栄養学は腸の健康を基準にしてはいませんから、その知識だけで食事を摂るのは一考したほうがいいかもしれないですね。

光岡　肉を食べてはダメだと言っているわけではありません。繰り返しますが、腸内細菌のバランスが重要なのです。肉を食べた後に便が臭かったり、便秘が続くようなら、バランスが崩れている証拠です。

栄養価を考えることも大事ですが、腸の反応を無視していてはせっかくの栄養が健康を妨げる要因になりかねません。

腸内の「善玉菌」が活動しやすいよう、つねに食生活の改善やストレスケアに努めること。「善玉菌」の割合が20％くらいに保たれていれば、お通じの調子もよく、腸内の腐敗も起こらなくなります。

――最後はそこに行き着くんですね。まだまだお伺いしたいことはあるんですが、食べることの基本を再確認できたところで、今回は一区切りさせていただきます。長時間ありがとうございました。

光岡式・腸内フローラを改善する生き方

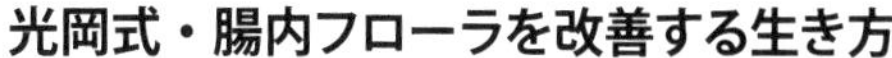

食生活
ストレス
メンタル
腸内環境
発酵
腐敗
善玉菌
悪玉菌
お通じの状態でチェック
（におい・硬さ・回数など）
生き方のバランスが「腸」に反映される
（頭で考えるより、腸で感じる）

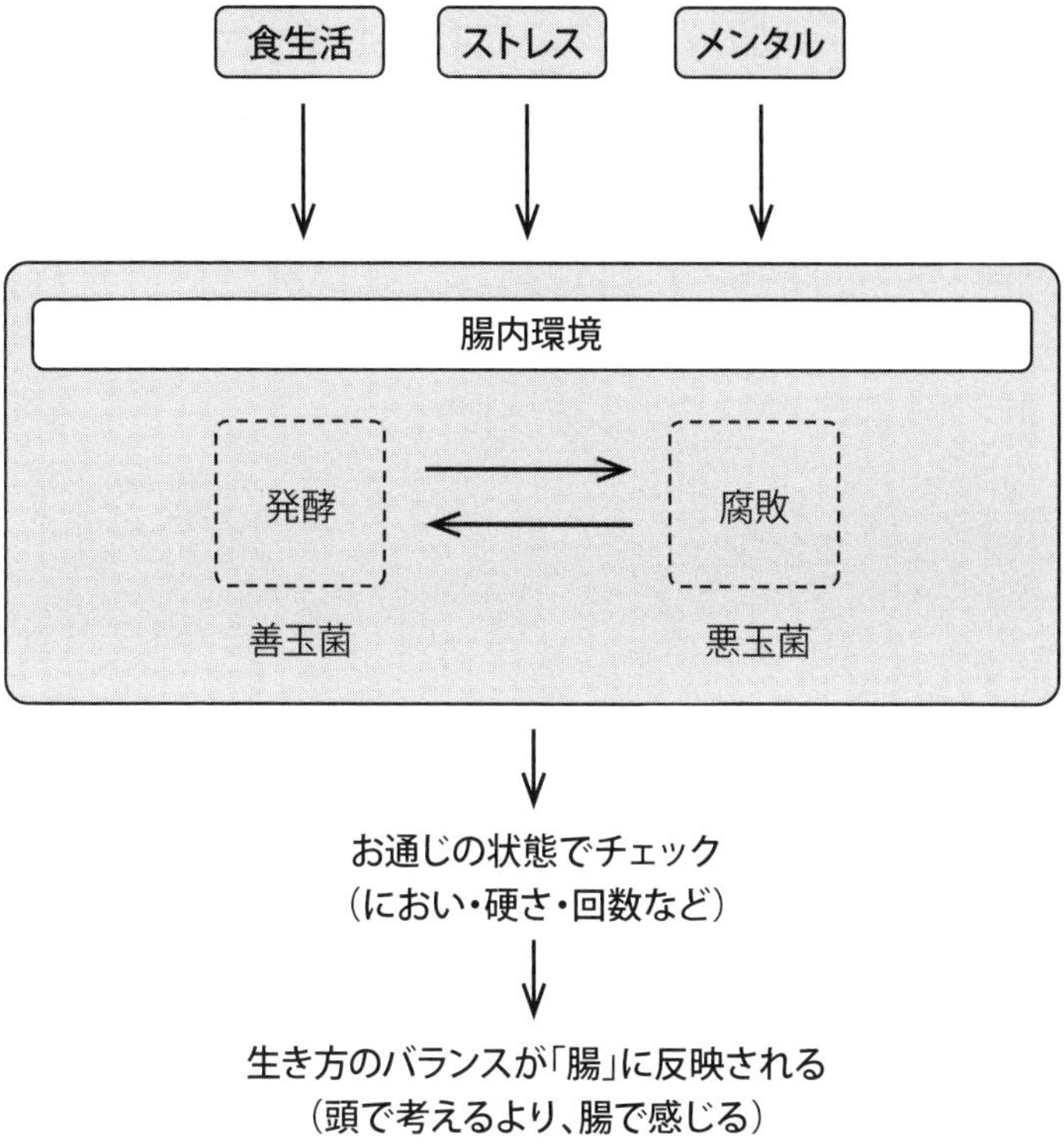

どんなに優れた食事法であっても、すべての人に合うとは限らない。日々のお通じの状態から、食べたものに体（腸）がどう反応するか、ストレスの影響はないか、たえず把握していくことで、腸内フローラは改善され、心身の健康は整いやすくなる。

おわりに

私は、様々な導きがあって腸内細菌の研究に携わってきましたが、そこで得られた健康に役立つ話ばかりでなく、研究者として培ってきた生き方、考え方を後世に伝えたいとつねづね思ってきました。

生き方や考え方について語るのであれば、すべての人の根底にある領域に触れていかなくてはなりません。

それは、研究者として私が追い求めてきた科学的真理とも重なり合う、ある種の普遍性と呼んでいいものだと感じます。

この本のなかで「真善美の探求」という言葉を使ったのもそれゆえで、私たちは独りよがりの身勝手な生き方から離れ、この世界の大きなつながりのなかで思考し、行動していく必要があると思うのです。

18歳の時に「天の声」を聞き、それが生涯にわたる支えとなりえたことを述べましたが、それはことさら神秘的なものではなく、こうした普遍的な世界への扉が開いた瞬間だったように思います。

社会とのつながりが浅い少年時代は、ともすると心が荒れ、自分が何のために生きていくのか、知るべき機会を見失いがちです。いや、そんな迷いを持ったまま成人になるのが普通かもしれませんが、それでも生きている以上、私たちはどこかで目覚める必要があります。

幸福な生き方は、みずからが生きる自覚を深めるなかで現れてくるものです。この世界に生きていること、そこに何らかの法則が働き、様々な現象があらわれていることを自分なりの方法で感じとり、みずからの生き方や考え方を深めることに役立てていってください。

この本がそうした形で役立つのであれば、とても嬉しく思います。

光岡知足

編集を終えて

この本は、２０１５年に刊行された『大切なことはすべて腸内細菌から学んできた～人生を発酵させる生き方の哲学』をもとに、著者である光岡知足氏のインタビューを増補し、新たに出版したものです。

編集担当者として光岡先生にはかれこれ10年にわたってご縁をいただき、３冊の本に携わってきました。

収録したインタビューは、一冊目の本を刊行した直後、先生のお住まいのあった千葉県市川市で行ったものになりますが、この時から、お話の随所に哲学的な思索が散りばめられていました。

「健康の話はもう十分してきましたから、いまさらいいでしょう。それよりも大事なのは人生を善く生きることですよ」

ご自身の研究者としての歩み、腸内フローラやバイオジェニックスの話を丁寧に語られる一方で、そう繰り返されました。

光岡先生の根底にあったのは、顕微鏡の中で覗いてきた腸内細菌の世界は、そうしたミクロの領域にとどまらず、もっと広い世界とつながっているということだったと思います。

腸内環境は、ヒトの社会の縮図であるということ。

様々な菌が共生し、全体で一つの生態系をつくっている腸の世界は、マクロなヒトの社会と合わせ鏡であり、腸内と同様、僕たちも他の無数の生物とのつながりのなかで生きています。

このつながりは、人間関係にもそのままスライドされます。

どうしたら心地よい関係性をつくっていけるか？　この点では、身体のウチもソトも変わりません。光岡先生の研究、そして世界観に触れていくことで、ミクロとマクロは重なり合い、たがいに影響しながらこの世界を形づくっていることが見えてきました。

腸内環境を整えて健康になること、社会のなかで人間関係をつくり、自己実現していくこと、たえず自己のあり方を問うこと……先生のなかではこれらが矛盾なく同居していたのだと思います。

光岡先生が提唱されていた「バイオジェニックス」の重要性についても、ここで補足しておきましょう。

光岡先生は「生きた菌が腸に届くことによって腸内フローラが改善される」という、一般的によく知られている「プロバイオティクス」の考え方を肯定してはいませんでした。

「バイオジェニックス」の定義では、「生きた菌・死んだ菌に関わりなく腸の健康、ひいては全身の健康に寄与する」と説かれます。

菌体成分によって腸内フローラが整うのはわかりますが、なぜ全身の健康に？不思議に思いましたが、「身体に備わったホメオスタシス（恒常性）によって、善玉菌が腸の免疫機能が活性化すると、神経系、内分泌系を介し全身に影響が及んでいく」というのです。

そうか、腸の健康は全身の健康と連動しているのか。細菌学者でありながら、意識はつねに全体に向けられている……そう、全体を俯瞰する場所から限りない細部を観察されていたのです。

腸内細菌の働きがヒトの生き方、社会のあり方にもつながってくると話されているのも、自然と理解できるようになりました。

先生はとても平易に話されますが、問いかける内容は奥が深く、時間をかけてじっくり学んでいく必要を感じています。

たとえば、昨今、持続可能性、生物多様性といった「共生」とリンクする言葉がさかんに語られるようになりました。

時代の変化を感じた人も多かったと思いますが、新型コロナウイルスのパンデミックが始まると、これらはどこかに吹き飛んで、世界はウイルスを排除することに躍起になっています。

一種の論理矛盾に陥っているように思いますが、そのこと自体に気づいていない人が多いのかもしれません。

ヒトは数十億もの細胞から成り立っており、共生する菌たちも細胞単位で生きています。この細胞を元気にしてくれるのは、食べ物の栄養であり、呼吸によって取り込まれる酸素です。

もちろん、ストレスも関わっているでしょう。つまり、生き方の総和のなかで細胞の活性度は変わってきます。

当たり前のことですが、細胞が元気であれば腸も元気であり、自分自身も元気になれます。そうやって心と体を整えていくことは、共生している菌やウイルスにとっても望ましいことでしょう。

光岡先生は、いまの医学をことさら否定することはありませんでした。プロバイオティクスを目の敵にしていたわけでもありません。すべてを優しく受け止め、おだやかに語っておられました。

ただ、その視線の先では、もっと違った景色をご覧になっていたように感じます。そこに近づくには、これまでの健康観、自然観をゼロからとらえ直す意識の転換が求められるでしょう。

自然と共生するということについて、僕たちはわかっているつもりでまだ何もわかっていないのかもしれません。

先生が遺されたメッセージから、コロナの時代の先にある景色を共有できたら、これほど嬉しいことはありません。

最後に、表紙のデザインには、三浦半島・葉山在住のアーティスト真砂秀朗さんの作品「アマテラス」を使用させていただきました。思いがけない形でご縁ができ、とても感謝しています。

ハンカチーフ・ブックス
長沼敬憲

HANDKERCHIEF BOOKS

バックナンバー

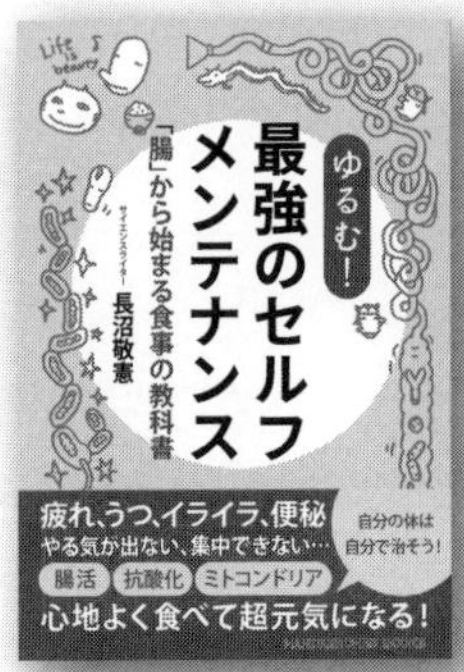

ゆるむ！ 最強のセルフメンテナンス
～「腸」から始まる食事の教科書

長沼敬憲・著　四六判・224ページ
定価1,400円＋税　2020年4月刊行

何をどれだけ、どう食べたらいいのか？　腸内フローラと食事の関係は？　サプリメントはどこまで必要か ？　日常のストレスケアは？　これまであるようでなかった、食べて細胞から生まれ変わる"頑張らないセルフメンテナンス "の決定版。本書で描かれた世界観を体感していく第一歩として、身体の内側に目を向け、心地よく整えていきましょう。

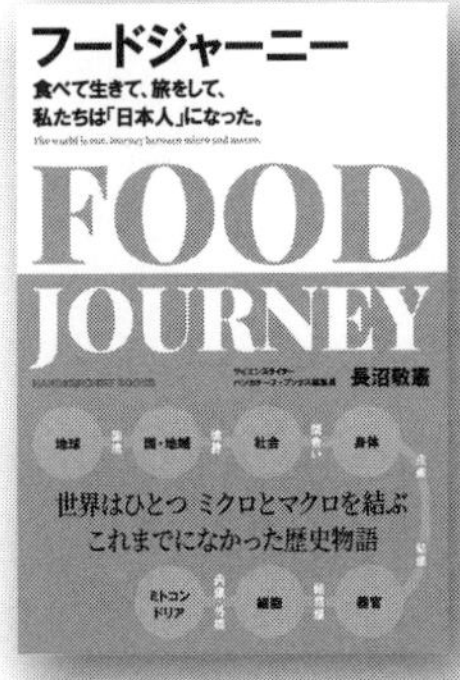

フード・ジャーニー
～食べて生きて、旅をして、私たちは「日本人」 になった

長沼敬憲・著　四六判・304ページ
定価2,000円＋税　2020年12月刊行

ヒトはどんな存在なの？ わたしはいま、なぜここで暮らしているのか？　自己の背後にある土地のエナジー(=風土)、風土の産物である食、食から生まれた文化、さらには、食をエネルギーにつくり変える代謝の仕組み、共生する菌たちとの関わりなど、ミクロからマクロまで、身体のウチとソトを行き来しながら、多様な角度で人類のジャーニーをたどっていきます。

腸内細菌研究の世界的権威

「光岡理論」をもっと学び、実践するには?

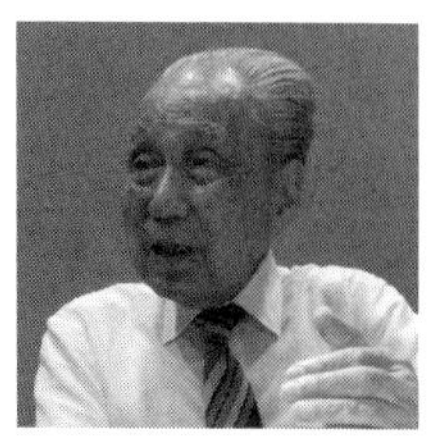

大事なのは、身体から自分自身を変えていくこと。一人で実践するのもいいですが、一緒に学んでいくことで、心身の豊かさは何倍にも広がります。「体」「心」「思考⇒行動」を能動的にメンテナンスし、眠っているポテンシャルを最大化、自らの幸福度、そして、社会の幸福度を高めていきませんか？　NPO法人日本セルフメンテナンス協会では、次のビジョンを共有しながら、光岡知足先生監修の腸活プログラムを楽しく実践中です。

◎活動内容

▶腸脳相関に基づいた食事法の啓蒙

▶腸と脳を整える休養法・呼吸法(セルフメンテヨガ®)の実践

▶腸内環境管理士®・体温管理士®などの資格講座の提供

▶意識・行動変容コーチングの提供

無料メルマガ会員を随時募集中!

詳しくはセルフメンテナンス協会ホームページをご覧ください。

https://selfmaintenance.org/(「セルフメンテナンス協会」で検索)

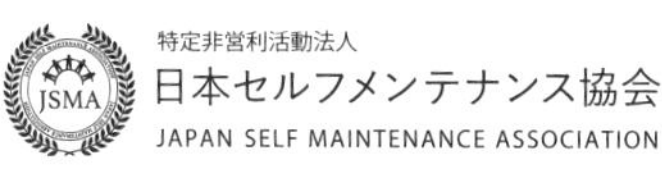

共生の法則
大切なことはすべて腸内細菌が教えてくれた
光岡知足

発行日：2021年10月16日　第1刷
編集：長沼敬憲（ハンカチーフ・ブックス / 日本セルフメンテナンス協会）
デザイン・編集協力：中村友香・秋澤隆文（日本セルフメンテナンス協会）
装丁：真砂秀朗（作品名「アマテラス」）

発行人：長沼恭子
発行元：株式会社サンダーアールラボ（ハンカチーフ・ブックス）
〒240-0111 神奈川県三浦郡葉山町一色 1120-4
Tel & Fax：046-890-4829

本書に関する取材・問い合わせは下記までお願いいたします。
NPO 法人日本セルフメンテナンス協会
info@selfmaintenance.org
https://selfmaintenance.org/books

発売：サンクチュアリ出版
〒113-0023 東京都文京区向丘 2-14-9
Tel 03-5834-2507　Fax 03-5834-2508

印刷・製本所：シナノ印刷株式会社